Rolf Merkle

Nie mehr deprimiert

Rolf Merkle

Nie mehr deprimiert

Selbsthilfeprogramm zur Überwindung negativer Gefühle

mvg

Die Deutsche Bibliothek – CIP-Einheitsaufnahme

Merkle, Rolf:
Nie mehr deprimiert : Selbsthilfeprogramm zur Überwindung negativer Gefühle / Rolf Merkle. – 5. Aufl. – München/Landsberg am Lech : mvg-verl., 1998
(mvg-Paperbacks ; 03280)
ISBN 3-478-03280-6
NE: GT

Das Papier dieses Taschenbuchs wird möglichst umweltschonend hergestellt und enthält keine optischen Aufheller.

5. Auflage 1998

Umschlaggestaltung: Vierthaler & Braun, München
Druck- und Bindearbeiten: Presse-Druck Augsburg
Printed in Germany 030 280/4982902
ISBN 3-478-03280-6

Inhalt

Zu diesem Buch gibt es eine Toncassette vom gleichen Autor.
Ausführliche Informationen hierzu finden Sie auf Seite 111.

Einleitung

Bis vor wenigen Jahren wußte man sehr wenig über die wahren Ursachen und das Wesen von Depressionen. Die Hilflosigkeit der Helfer war ebenso groß wie die der Betroffenen.

Durch intensive Forschungen auf diesem Gebiet brachte man jedoch in den letzten zehn Jahren sehr viel Licht und Klarheit in diese Gemütskrankheit.

Mit neuen und wissenschaftlich erprobten Methoden ist es nun depressiven Menschen möglich, Ihre Depressionen zu besiegen. Diese Methoden beruhen auf einer Behandlungsform, die man Kognitive Therapie nennt. Der Begriff kognitiv besagt, daß sich die Therapie mit dem Denken und den Einstellungen des Menschen beschäftigt.

Ein charakteristisches Kennzeichen von Depressionen ist das übertrieben pessimistische Denken der Betroffenen. In der Kognitiven Therapie lernt der Patient, eine neue und eher realistische Sicht von sich und der Welt zu bekommen. Dadurch verbessert sich nicht nur seine negative Stimmung. Er ist auch in der Lage, sich bei zukünftigen Krisen selbst zu helfen.

Wie Ihnen die Kognitive Therapie helfen kann

Ich möchte Ihnen das an einem kleinen Beispiel demonstrieren. Angenommen, Sie kommen zu mir in die Praxis und fragen mich:

> »Herr Merkle, kann ich die Kognitive Therapie dazu verwenden, um mich wirklich depressiv zu machen. Mir geht es ausgezeichnet im Moment. Ich bin guter Dinge und fühle mich wohl, aber ich möchte darüber hinwegkommen und mich depressiv fühlen. Können Sie mir dabei helfen?«

Zuerst würde ich Ihnen klar machen, daß das nicht einfach ist. Es erfordert harte Arbeit, um von einem Extrem, nämlich sich gut zu fühlen, zum anderen Extrem, sich depressiv zu fühlen, zu gelangen. Aber es ist möglich. Wenn es Ihnen wirklich ernst ist, depressiv zu sein, dann könnten Sie das erreichen.

Sehr wahrscheinlich wären Sie skeptisch, ob Ihnen die Kognitive Therapie wirklich helfen kann, Ihr Ziel zu erreichen. Sie könnten beispielsweise einwenden, daß Sie nicht davon überzeugt sind, daß es möglich ist, sich depressiv zu machen, da es Ihnen im Moment viel zu gut gehe.

Ich würde Ihnen dann erklären, daß Ihre Überzeugung, es nicht schaffen zu können, lediglich Ihre Meinung ist. Um herauszufinden, ob Sie damit Recht haben, müßten Sie es erst einmal ausprobieren. Ich würde Sie also ermutigen, für eine Weile daran zu arbeiten, um so feststellen zu können, ob es Ihnen tatsächlich nicht möglich ist, sich depressiv zu machen. Das ist der einzige Weg, wie Sie feststellen können, ob die Kognitive Therapie tatsächlich wirksam ist.

Dann würde ich Ihnen zeigen, wie Sie sich depressiv machen können. Ich würde Ihnen empfehlen, daß Sie sich jedes Mal, wenn es Ihnen gut geht, sehr pessimistische Gedanken machen. Ich würde Sie auffordern, stets nur an Ihre schlechten Seiten und Fehler zu denken. Ich würde Sie ermutigen, bei allem nur das Negative zu sehen. Um ganz sicher zu gehen, würde ich Ihnen noch raten, daß Sie sich nur mit Menschen vergleichen, die mehr erreicht haben als Sie und daß Sie sich dafür verurteilen und abwerten sollten.

Zuerst käme Ihnen das sehr künstlich vor, da Sie ja nicht davon überzeugt sind, daß alles so negativ ist. Sie hätten den Eindruck, daß das nicht funktionieren kann.

Wenn Sie jedoch denken würden »Na ja, ich kann es ja mal probieren, ich habe nichts zu verlieren«, und Sie würden es, sagen wir einen Monat lang probieren, dann wären die Chancen groß, daß Sie wirklich depressiv würden.

Das wird Ihnen um so besser gelingen, je wichtiger es Ihnen ist, daß Sie Ihr Ziel, depressiv zu sein, erreichen.

Genauso ist es, wenn Sie lernen wollen, Ihre Depressionen zu besiegen:

1. Es muß Ihnen wichtig sein, dieses Ziel zu erreichen.
2. Sie müssen trotz Ihrer Skepsis, ob Sie es schaffen können, daran arbeiten und die Methoden, die ich Ihnen vorstellen werde, einsetzen.
3. Sie müssen geduldig sein. Sie dürfen nicht erwarten, daß Sie Ihr Ziel in wenigen Tagen erreicht haben.

Wie Sie sich selbst helfen können

Eine depressive Verstimmung ist ein Zustand mehr oder weniger großer Traurigkeit. Dies ist jedoch nicht das einzige Gefühl, daß Sie verspüren, wenn Sie deprimiert sind. Eine Depression besteht nämlich nicht, wie viele Menschen meinen, aus nur einem Gefühl. Sie ist vielmehr eine Mischung aus den verschiedensten Gefühlen. So sind fast immer Ärger und Minderwertigkeitsgefühle mit dabei. Oft spielen auch Schuldgefühle eine große Rolle bei der Entstehung und Aufrechterhaltung depressiver Verstimmungen, und schließlich können Angst und Sorgen dem depressiven Menschen das Leben noch schwerer machen.

Wenn Sie Ihre Depressionen besiegen möchten, dann müssen Sie lernen, wie Sie diese negativen Gefühle aus Ihrem Leben verbannen können. Am hilfreichsten ist es, wenn Sie jedes dieser negativen Gefühle als ein eigenständiges Problem ansehen, das es zu lösen gilt.

Damit Sie das tun können, müssen Sie zuerst einmal wissen, woher Ihre Gefühle kommen. Sie müssen verstehen, wie sie entstehen und wie Sie sie beeinflussen können. Dann können Sie dieses Wissen dazu verwenden, um Ihre unangenehmen Gefühle besser in den Griff zu bekommen. Je mehr Sie lernen, Ihre negativen Gefühle zu beeinflussen und zu Ihrer Zufriedenheit zu verändern, um so schneller verschwinden Ihre depressiven Verstimmungen.

Geht das überhaupt, sich selbst zu helfen?

Meine Antwort darauf ist: Ja, das ist möglich. Alle Menschen helfen sich selbst, indem sie immer das tun, was sie für richtig und angemessen halten. Aus Unkenntnis wählen die Menschen jedoch häufig Mittel und Wege, die ihnen mehr schaden als nützen.

Sie mißbrauchen Alkohol, Medikamente oder Drogen, um ihr seelisches Wohlbefinden zu verbessern oder nehmen sich gar das Leben, da sie keinen anderen Ausweg aus ihren Problemen sehen.

»Depressionen besiegen« zeigt Ihnen, wie Sie auf ungefährliche Weise mit Hilfe der Kognitiven Therapie Ihre seelischen Probleme selbst lösen können.

Sie können dieses Programm in Verbindung mit einer Therapie verwenden oder alleine damit arbeiten. Wenn Sie bereits in Therapie sind, dann hat Ihnen Ihr Therapeut vielleicht dieses Buch empfohlen. Er weiß nämlich, daß Sie rascher Fortschritte machen, wenn Sie neben den Gesprächen mit ihm sich mit Büchern dieser Art beschäftigen.

Ob Sie alleine oder mit Hilfe eines Therapeuten Ihre Probleme lösen, ist gleichgültig, in jedem Fall müssen Sie etwas dafür tun. Nur Sie alleine sind in der Lage, Ihre Depressionen zu besiegen. Alles, was dieses

Programm oder ein Therapeut tun kann, ist Ihnen dabei Hilfestellung zu geben.

Kann man immer alleine mit einem Programm wie diesem seine Probleme lösen?

Es wäre vermessen, wenn ich behaupten würde, es genüge in allen Fällen das Lesen und Durcharbeiten eines Buches, um mit seinen Problemen fertig zu werden.

Um sich selbst helfen zu können, bedarf es nämlich mehr als nur eines Buches. Es bedarf der Zeit und des persönlichen Einsatzes. Für manche Menschen ist es einfacher, dies mit der Unterstützung eines Therapeuten zu tun.

Auch bedarf es bei sehr schweren und schon lang anhaltenden Depressionen ganz sicherlich der Hilfe und Unterstützung eines erfahrenen Therapeuten. Im Anhang dieses Buches habe ich deshalb für Sie einige Therapeuten aufgeführt, an die Sie sich vertrauensvoll wenden können.

Diese Therapeuten arbeiten nach der gleichen Therapiemethode wie ich. Dies ist für Sie von großem Vorteil. Wenn Sie nämlich dieses Buch durchgearbeitet haben und danach das Gefühl haben, die Hilfe und Unterstützung eines Fachmannes zu benötigen, dann wissen Sie bei den von mir aufgeführten Therapeuten schon, worauf diese besonderen Wert in der Therapie legen. Sie werden dann in der Therapie um so schneller vorankommen, da Sie schon eine Menge Vorkenntnisse mitbringen.

Wenn diese Therapeuten Ihnen keinen Therapieplatz geben können, da sie voll belegt sind, dann können diese Ihnen sicherlich einen anderen Therapeuten in Ihrer Nähe nennen. Oder aber Sie schreiben mir und ich versuche, Ihnen einen anderen Therapeuten zu nennen. Auch können Sie mir gerne schreiben, wenn Ihnen das eine oder andere in diesem Buch nicht ganz klar ist. Haben Sie jedoch dafür Verständnis, wenn ich auf Ihr Problem nicht so ausführlich eingehen kann. Ein Brief ist kein Ersatz für ein Gespräch mit einem Therapeuten. Wenn Sie sich noch ausführlicher darüber informieren möchten, wie man durch eine Veränderung seiner Einstellungen sein Leben verändern kann, dann möchte ich Ihnen das Buch »Gefühle verstehen, Probleme bewältigen« empfehlen, das ich zusammen mit meiner Partnerin Doris Wolf geschrieben habe.

Wie Sie am meisten von diesem Programm profitieren können

Folgen Sie mir aufmerksam Seite für Seite durch dieses Programm. Halten Sie manchmal inne. Überdenken Sie das Gelesene und »verdauen« Sie es. Das ist sehr wichtig. Dieses Programm alleine ändert Ihre negativen Stimmungen nicht. Das können nur Sie. Hierfür ist jedoch Voraussetzung, daß Sie bei der Sache sind und dieses Programm nicht mit einem Krimi verwechseln. Einen Krimi liest man zur Unterhaltung und zwar möglichst schnell vom Anfang bis zum Ende. Schließlich will man ja wissen, wie die Geschichte ausgeht. Wenn Sie von diesem Programm möglichst viel lernen wollen, dann müssen Sie beim Lesen anders vorgehen.

5 wichtige Hinweise zum Durcharbeiten dieses Programms

1. Lesen Sie jedes Kapitel gewissenhaft. Gehen Sie nicht oberflächlich darüber hinweg. Es könnte Ihnen sonst passieren, daß Sie wichtige Hilfestellungen übersehen, das Buch enttäuscht weglegen und sich sagen: »Ich hab's ja gewußt, daß mir nicht zu helfen ist«.
2. Nehmen Sie sich täglich mindestens 30 Minuten Zeit, um mit diesem Programm zu arbeiten. Am besten ist es, wenn Sie sich dafür täglich eine bestimmte Zeit reservieren. Die Zeit, die Sie sich nehmen, um mit diesem Programm zu arbeiten, bestimmt zu einem Teil, wie rasch Sie Fortschritte machen. Sie wissen, nichts fällt einem in den Schloß. Man muß immer etwas dafür tun, wenn man etwas erreichen will.
3. Arbeiten Sie die Aufgaben in diesem Programm durch. Gehen Sie erst dann zum nächsten Kapitel über, wenn Sie den Eindruck haben, daß Sie das Gelesene verstanden haben und Sie die Methoden beherrschen.
4. Streichen Sie die für Sie wichtigen Stellen mit einem Farbstift an. Sehr hilfreich ist es auch, wenn Sie wichtige Gedanken aus diesem Programm in ein separates Heft schreiben. Sie haben Sie dann rasch zur Hand, wenn Sie sie benötigen.
5. Werden Sie nicht ungeduldig, wenn Sie nicht innerhalb kurzer Zeit riesige Fortschritte machen! Selbstveränderung braucht Zeit und Übung, vor allem dann, wenn Sie lernen wollen, Ihre Probleme alleine zu lösen. Je nach Schwere Ihrer depressiven Verstimmungen und je nach Zeit und Energie, die Sie investieren, werden Sie unterschiedlich

schnell Besserung erfahren. Bei leichten Depressionen kann das schon innerhalb weniger Wochen sein.

Dieses Programm ist nicht mit einer Tablette vergleichbar. Medikamente helfen Ihnen meist in kurzer Zeit. Ihr Nachteil ist jedoch, daß sie in aller Regel nicht die Ursachen der Probleme beseitigen. Sie lindern oder verdecken nur die Symptome. Das vorliegende Programm dagegen setzt an den Ursachen Ihrer Probleme an und ist zudem noch unschädlich. Dafür aber benötigen Sie etwas mehr Zeit und Geduld, bis es Ihnen besser geht. Haben Sie also Geduld mit sich. Schließlich haben Sie das ABC in der Schule oder das Autofahren auch nicht in einer Woche oder in einem Monat erlernt.

Kapitel 1: Depression – was ist das?

Depressionen sind eine seelische Störung. Sie unterscheiden sich in ihrer Stärke und in ihrer Dauer. Leichte Depressionen beeinträchtigen den Betroffenen nur wenig in seinem Alltag. Schwere Depressionen können so schlimm sein, daß der depressive Mensch nicht in der Lage ist, seinen täglichen Aufgaben und Pflichten nachzugehen.

Depressive Verstimmungen können entweder von Zeit zu Zeit auftreten, oder sie halten über Monate oder gar Jahre an.

Kennzeichen einer Depression

Von depressiven Verstimmungen sind das *Denken, Fühlen, Handeln* und das *körperliche Befinden* betroffen.

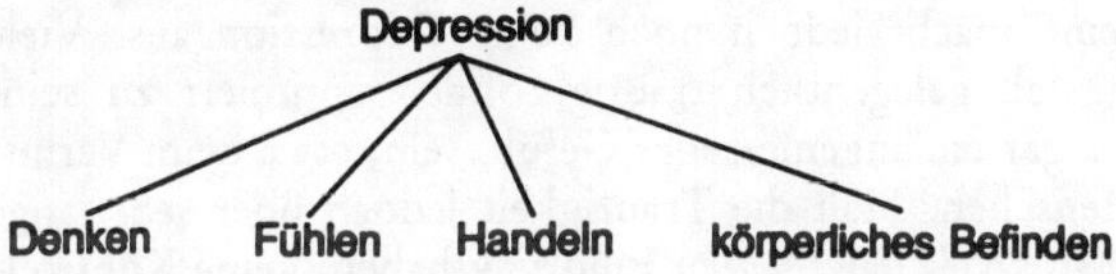

1. Denken

Viele Untersuchungen haben eindeutig gezeigt, daß die Art und Weise, wie Sie von sich und Ihrem Leben denken, eine entscheidende Rolle bei der Entstehung und Aufrechterhaltung Ihrer Depressionen spielt.

Wenn Sie deprimiert sind, dann sehen Sie sich als einen Versager oder einen minderwertigen Menschen. Die Welt ist für Sie bedrohlich und Sie sehen Ihr Leben und Ihre Zukunft in ganz düsteren Farben. Sie neigen dazu, in vielem nur das Negative zu sehen. Diese negative Lebenseinstellung führt zu Ihren depressiven Verstimmungen und hält Sie darin gefangen.

Die Folge davon sind negative Gefühle und eine Reihe körperlicher Mißempfindungen. Diese verstärken wiederum Ihre negativen Gedanken.

Sie haben den Eindruck: »Nichts ist mit mir los. Ich bin zu nichts mehr zu gebrauchen«.

Sie befinden sich in einem Teufelskreis. Negative Gedanken führen zu negativen Gefühlen, die Sie ihrerseits veranlassen, noch negativer über sich zu denken. Auf diese Weise halten Sie Ihre Depressionen am Leben oder verstärken sie gar noch.

Aufgrund Ihrer schlechten körperlichen und seelischen Verfassung haben Sie Schwierigkeiten, sich auf das zu konzentrieren, was Sie tun. Sie erinnern sich schlecht oder gar nicht an Namen und Termine. Sie haben Schwierigkeiten, Entscheidungen zu treffen. Sie denken vielleicht sogar daran, sich das Leben zu nehmen. Das ist das gefährlichste und ernsthafteste Anzeichen einer Depression.

2. Fühlen

Ein Gefühl des Unglücklichseins ist das erste Anzeichen dafür, daß Sie deprimiert sind. Sie fühlen sich traurig und niedergeschlagen und können sich nur schwer an etwas freuen.

Traurigkeit alleine macht jedoch noch keine Depression aus. Viele Menschen fühlen sich gelegentlich traurig, ohne deprimiert zu sein. Traurigkeit kann sogar ein angemessenes Gefühl sein, etwa beim Verlust eines geliebten Menschen. Hält die Traurigkeit jedoch über sehr lange Zeit an und ist sie so groß, daß Sie den Eindruck haben, keine Kontrolle mehr über Ihr Leben zu haben, dann ist sie sicherlich unangemessen. Sie ist dann in eine Depression umgeschlagen. Sie sind ärgerlich auf sich und haben Minderwertigkeitsgefühle.

Vielleicht reden Sie sich auch starke Schuldgefühle ein. Sie machen sich Vorwürfe wegen Dingen, die Sie getan oder gesagt haben und halten sich für einen schlechten Menschen.

Ein Gefühl der Einsamkeit ist ebenfalls ein Kennzeichen depressiver Menschen. Sie fühlen sich alleine und von allen Menschen verlassen, auch wenn andere Menschen da sind, die sich um Sie kümmern. Mit Depressionen gehen häufig auch verschiedene Ängste einher. Sie beziehen sich auf den Partner, die Arbeit, die eigene Gesundheit, die Zukunft oder ganz allgemein auf das Leben.

3. Handeln

Wenn Sie deprimiert sind, dann niegen Sie dazu, eher passiv zu sein. Das kommt daher, weil Sie entweder nicht davon überzeugt sind, etwas richtig machen zu können, oder weil sie glauben, keinen Spaß daran haben zu können.

Sie ziehen sich von Ihren Mitmenschen und Ihrer Umwelt zurück und verlieren allmählich das Interesse an dem, was um Sie herum vorgeht.

4. Körperliches Befinden

Wenn Sie deprimiert sind, fühlen Sie sich energielos und schlapp. Sie haben Schwierigkeiten zu schlafen, wachen mitten in der Nacht oder früh am Morgen auf, oder Sie schlafen mehr und wachen morgens gerädert auf.

Sie haben weniger oder keine Appetit und verlieren infolge dessen an Gewicht oder Sie essen mehr als sonst und nehmen zu. Sie verlieren vielleicht auch das Interesse an sexuellen Kontakten.

Das Denken, Fühlen, Handeln und das körperliche Befinden sind miteinander verwoben wie das Netz einer Spinne. So führt Ihr negatives Denken zu Gefühlen wie Traurigkeit und Unglücklichsein. Diese sind für Sie Anlaß zu noch mehr negativen Gedanken, die Ihre schlechten Gefühle verstärken. Ihre unguten Gefühle verführen Sie dazu, sich mehr und mehr von Ihrer Umwelt und dem Leben zurückzuziehen. Es ist Ihnen nicht danach, sich zu unterhalten. Je weniger Sie tun, um so träger werden Sie und Ihr Körper und um so mehr denken Sie, nichts mehr leisten zu können. Sie haben den Eindruck, anderen nur zur Last zu fallen und verstärken so Ihr negatives Bild von sich.

Aufgrund Ihrer schlechten seelischen Verfassung verspüren Sie nur geringen Appetit, essen dadurch weniger und schwächen so Ihren Körper. Sie werden energie- und kraftlos. Es fallt Ihnen immer schwerer, sich zu einer Tätigkeit aufzuraffen. Und wieder sind es Ihre negativen Gedanken, die Sie noch mehr lähmen und noch depressiver machen. Das ist ein Teufelskreis, der Sie tiefer und tiefer in Ihre Depressionen führt.

Welche Arten depressiver Verstimmungen gibt es?

1. Reaktive Depression
   Sie ist eine Reaktion auf Ereignisse, mit denen Sie nicht fertig werden. Solche Ereignisse können sein: Verlust eines geliebten Menschen, Verlust des Arbeitsplatzes, Pensionierung, Ablehnung durch andere oder das Versagen bei einer Aufgabe. Nicht das Ereignis als solches ist es, das für Ihre depressive Reaktion verantwortlich ist, sondern wie Sie die Situation erleben und verarbeiten. Diese Form depressiver Verstimmung ist am häufigsten verbreitet.
2. Neurotische Depression
   Aus der Kindheit herrührende unverarbeitete Probleme und Konflikte führen zu dieser Form der Depression. Meist waren die Eltern sehr überbehütend und beschützend oder sehr streng und fordernd. Dadurch haben ihre Kinder nicht gelernt, auf angemessene und erfolgreiche Art mit Problemen und Schwierigkeiten umzugehen.
3. Erschöpfungsdepression
   Sie entwickelt sich als Folge einer langanhaltenden seelischen oder körperlichen Überbelastung.

4. Endogene Depression
   Hier werden chemische oder hormonelle Vorgänge im Körper für die Entstehung verantwortlich gemacht. So hat man beispielsweise festgestellt, daß bei manchen depressiven Menschen der Serotoningehalt gesenkt ist. Durch Gaben dieses Stoffes verbessert sich die depressive Verstimmung. Ob jedoch der geringe Serotoningehalt die Ursache der Depression ist, ist noch umstritten. Überhaupt ist es sehr schwierig, eine Depression als endogene Depression zu diagnostizieren.

   Fest steht jedoch, daß endogene Depressionen am seltensten vorkommen. Sie werden in aller Regel nur mit Medikamenten behandelt. Eine psychotherapeutische Behandlung reicht hier meist nicht aus. Sie ist jedoch als unterstützende Maßnahme sehr hilfreich.

Am häufigsten verbreitet sind reaktive und neurotische Depressionen. Je nach ihrer Stärke bedürfen sie einer psychotherapeutischen Behandlung. Deshalb habe ich für Sie im nächsten Kapitel einen Test zusammengestellt. Mit seiner Hilfe können Sie zuverlässig feststellen, ob Sie lediglich eine leichte depressive Verstimmung oder eine schwere Depression haben. Anhand des Ergebnisses können Sie ersehen, ob es für Sie hilfreich oder wichtig ist, sich einem Psychotherapeuten anzuvertrauen.

Gibt es eine depressive Veranlagung?

Viele depressive Patienten, die zu mir in die Praxis kommen, berichten immer wieder, ihr Arzt habe ihnen gesagt, sie wären depressiv veranlagt und sie müßten damit leben. Die einzige Hilfe, die es für sie gäbe, wären Medikamente.

Ich bin anderer Meinung: Ich bin fest davon überzeugt, daß eine Depression kein unabänderliches Schicksal ist. Sofern Sie nicht unter endogenen Depressionen leiden, können Sie immer lernen, sich ohne Psychopharmaka von Ihren Depressionen zu befreien.

Medikamente können zu Beginn einer psychotherapeutischen Behandlung sehr sinnvoll sein. Sie können jedoch eine depressive Verstimmung nicht heilen, da sie nicht an den Ursachen ansetzen.

Deshalb lehne ich Medikamente als einzige Form der Therapie bei depressiven Verstimmungen ab. Wenn Sie in ärztlicher Behandlung sind und Ihr Arzt verordnet Ihnen lediglich Medikamente, dann bestehen Sie auch auf einer psychotherapeutischen Behandlung.

Mit Ausnahme der endogenen Depressionen sind alle anderen Depressionen erlernt. Damit will ich ausdrücken, daß wir nicht auf die Welt kommen und dazu verurteilt sind, deprimiert zu sein. Wenn Menschen deprimiert sind, dann liegt das meist an der Art und Weise, wie sie als Kinder gelernt haben, sich, die Welt und die Dinge in ihr zu sehen und zu beurteilen.

Heute als Erwachsener können Sie lernen, die Dinge mit anderen Augen zu sehen. Sie können sich Fähigkeiten aneignen, die es Ihnen ermöglichen, Ihr seelisches Wohlbefinden zu verbessern. Die Methoden, die ich Ihnen in diesem Buch vorstellen werde, haben sich bei vielen Menschen als sehr wirksam erwiesen. Auch Sie können von ihnen profitieren.

Kapitel 2: Wie stark deprimiert sind Sie? Ein Test zum Selbermachen

Wie stark deprimiert sind Sie? Können Sie alleine mit Ihren depressiven Verstimmungen fertig werden oder benötigen Sie die Hilfe eines erfahrenen Therapeuten? Das sind wichtige Fragen!

Ich habe deshalb für Sie einen einfachen aber sehr zuverlässigen Test zusammengestellt. Mit seiner Hilfe können Sie in wenigen Minuten selbst herausfinden, wie depressiv Sie sind.

Lesen Sie sorgfältig jede Feststellung, die unter den Buchstaben A bis R steht. Streichen Sie jeweils nur eine der angegebenen Feststellungen an. Wenn keine 100%ige auf Sie zutrifft, dann entscheiden Sie sich für diejenige, die noch am ehesten zutrifft. Kreuzen Sie bei jedem Buchstaben nur eine Feststellung an und lassen Sie keinen Buchstaben aus.

A. 0 Ich habe kaum oder keine Probleme mit dem Einschlafen.
1 Wenn ich ins Bett gehe, liege ich manchmal noch einige Zeit wach und kann nicht einschlafen.
2 Es fällt mir abends meist sehr schwer, einzuschlafen.
3 Ich schlafe ganz schlecht ein und wache sehr früh auf.

B. 0 Mein Appetit ist gut.
1 Mein Appetit hat nachgelassen.
2 Mein Appetit hat stark nachgelassen.
3 Ich mache mir kaum mehr etwas aus dem Essen.

C. 0 Quälende Gedanken habe ich nicht.
1 Ich grüble manchmal.
2 Es quälen mich häufig dieselben Gedanken und Fragen.
3 Ich kann einfach nicht abschalten. Immer wieder muß ich fast zwanghaft an dieselben Dinge denken.

D. 0 Ich bin meist konzentriert bei meiner Arbeit.
1 Ich schweife oft von meiner Arbeit ab.
2 Selbst bei kleinen Dingen kann ich mich kaum konzentrieren.
3 Ich bin unfähig, überhaupt etwas zu tun.

E. 0 Meine Arbeit geht mir leicht von der Hand.
1 Ich werde schnell müde bei der Arbeit.
2 Es kostet mich eine Menge Überwindung, etwas zu tun.
3 Ich kann mich überhaupt nicht aufraffen, etwas zu tun.

F. 0 Ich bin meist ausgeglichen und fühle mich wohl.
1 Ich habe manchmal eine leicht traurige Stimung.

2 Ich bin die meiste Zeit deprimiert.
3 Ich bin so deprimiert und unglücklich, daß ich es kaum mehr ertragen kann.

G. 0 Ich halte mich nicht für weniger wert als andere.
1 Ich fühle mich manchmal minderwertig.
2 Ich habe häufig das Gefühl, weniger wert zu sein als andere.
3 Ich fühle mich total minderwertig und als Versager.

H. 0 Ich mache mir keine Sorgen um meine Gesundheit.
1 Ich mache mir manchmal Sorgen um meine Gesundheit.
3 Ich mache mir ständig Sorgen um meine Gesundheit.
3 Ich kann an fast nichts anderes mehr denken als an meine Gesundheit.

I. 0 Ich denke nicht darüber nach, mir etwas anzutun.
1 Manchmal denke ich daran, aber ich würde es nicht tun.
2 Ich denke oft daran, mir das Leben zu nehmen.
3 Wenn ich nicht so feige wäre, hätte ich mir schon längst das Leben genommen.

J. 0 Ich habe keine Schwierigkeiten, mich zu entscheiden.
1 Ich versuche, Entscheidungen aus dem Weg zu gehen.
2 Ich kann mich nur schwer für etwas entscheiden.
3 Ich kann mich überhaupt nicht mehr zu etwas entscheiden.

K. 0 Ich interessiere mich für meine Mitmenschen.
1 Ich habe das Interesse an meinen Mitmenschen etwas verloren.
2 Ich mache mir im Vergleich zu früher wenig aus meinen Mitmenschen.
3 Die anderen sind mir gleichgültig.

L. 0 Ich habe keine Veränderung in meinem sexuellen Interesse festgestellt.
1 Ich habe das Interesse daran etwas verloren.
2 Ich mache mir nicht mehr viel daraus.
3 Ich habe das Interesse daran gänzlich verloren.

M. 0 Ich mache mir so gut wie nie Schuldgefühle.
1 Ich mache mir manchmal Schuldgefühle.
2 Ich quäle mich häufig mit Schuldgefühlen.
3 Ich mache mir ständig Schuldgefühle.

N. 0 Ich bin im Großen und Ganzen mit mir zufrieden.
1 Ich habe einiges an mir auszusetzen.
2 Ich mache mich häufig »klein« und werte mich ab.
3 Ich verurteile mich und kann mich nicht ausstehen.

O. 0 Ich kann mich noch genauso an manchen Dingen erfreuen wie früher.
1 Irgendwie macht mir vieles weniger Spaß als früher.
2 Bei dem meisten, was ich tue, verspüre ich keine Befriedigung.
3 Alles erscheint mir sinnlos.

P. 0 Ich sehe zuversichtlich in die Zukunft.
1 Manchmal bin ich eher pessimistisch bezüglich meiner Zukunft.
2 Ich glaube nicht, daß sich an meinem gegenwärtigen Zustand etwas ändert.
3 Ich sehe für meine Zukunft alles schwarz.

Q. 0 Ich bin nicht gereizter als sonst.
1 Ich fahre schneller aus der Haut als früher.
2 Ich rege mich ständig auf und bin gereizt.
3 Mich läßt alles kalt und berüht mich nicht.

R. 0 Ich glaube daran, daß sich mein momentaner Zustand verbessert.
1 Ich habe meine Zweifel, ob mir jemand helfen kann.
2 Ich habe die Hoffnung fast aufgegeben, wieder gesund zu werden.
3 Mir ist nicht mehr zu helfen. Ich bin ein hoffnungsloser Fall.

Haben Sie bei jedem Buchstaben eine Feststellung angekreuzt?

Auswertung Ihres Fragebogens

Zählen Sie nun die Punkte derjenigen Feststellungen zusammen, die Sie angekreuzt haben. Aus der folgenden Tabelle können Sie ersehen, was Ihre Gesamtpunktzahl aussagt.

Gesamtpunktzahl	Ausmaß Ihrer depressiven Verstimmung
0-8	Kein Grund zur Besorgnis. Ihre Stimmungsschwankungen sind ganz normal.
9-14	Ihre Stimmungsschwankungen beeinträchtigen Sie manchmal im Alltag.
15-19	leichte Depressionen
20-30	mittlere Depressionen
31-40	schwere Depressionen
ab 41	sehr ernsthafte und schwere Depressionen.

Machen Sie diesen Test die ersten Monate, in denen Sie mit diesem Programm arbeiten, alle 14 Tage einmal. Sie haben dadurch einen Anhaltspunkt über Ihre Fortschritte. Es kann sein, daß sich vom einen zum anderen Mal das Ergebnis nicht deutlich verbessert. Wenn das der Fall bei Ihnen ist, dann bedeutet das nicht, daß Ihre ganze Mühe in der Zwischenzeit umsonst war. In jeder Therapie gibt es Phasen, in denen scheinbar ein Stillstand eintritt. Machen Sie einfach weiter.

Wann sollten Sie einen Psychotherapeuten aufsuchen?

Wenn Ihre Gesamtpunktzahl unter 25 liegt, dann benötigen Sie nicht unbedingt die Hilfe eines Fachmannes. Sie können dann mit diesem Programm lernen, Ihr seelisches Wohlbefinden alleine zu verbessern. Wenn Sie über 25 Punkte liegen, dann empfehle ich Ihnen, zusätzlich die Hilfe eines Therapeuten in Anspruch zu nehmen.

Bei 40 und mehr Punkten sollten Sie nicht zögern, sofort einen Psychotherapeuten aufzusuchen. Sie sind dann so stark durch Ihre Depressionen beeinträchtigt, daß Ihnen dieses Programm alleine nicht helfen kann. Mit Hilfe eines Therapeuten können Sie lernen, Ihre Depressionen zu überwinden. Machen Sie diesen Schritt, auch wenn Sie nicht daran glauben, daß Ihnen geholfen werden kann. Sie haben nichts zu verlieren, aber viel zu gewinnen.

Wenn Sie ernsthaft daran denken, sich das Leben zu nehmen, dann vertrauen Sie sich einem Arzt oder Psychotherapeuten an. Er kann Ihnen helfen, eine bessere Lösung für Ihre Situation zu finden.

Möglicherweise verspüren Sie eine Reihe körperlicher Symptome wie Kopfschmerzen, Verstopfung, Durchfall, oder Benommenheit. Diese Beschwerden können Begleiterscheinungen Ihrer Depression sein. Sie können aber auch eine andere Ursache haben. Suchen Sie deshalb einen Arzt auf, um die Ursache zu klären.

Nun beginnt der praktische Teil dieses Programms.

Ich möchte Ihnen zunächst zeigen, welch großen Einfluß unser Denken auf unsere Gefühle und unser Verhalten hat. Da dies ein sehr wichtiges Kapitel ist, möchte ich es Ihnen ganz besonders ans Herz legen und Sie bitten, es sehr sorgfältig durchzuarbeiten.

Kapitel 3: Wie Ihre Gedanken Ihre Gefühle bestimmen

Wenn es Ihnen wie den meisten Menschen geht, dann glauben Sie keinen Einfluß darauf zu haben, wie Sie sich fühlen.

Vielleicht sind Sie davon überzeugt, daß die anderen Menschen oder die Umstände dafür verantwortlich sind, wie Sie sich fühlen. So ist es der Partner, der »Ihnen auf die Nerven geht«, der Chef, der Sie »auf die Palme bringt«, oder die neue Stelle, die Ihnen Angst macht.

Vielleicht glauben Sie aber auch, man werde mit »Nerven wie Drahtseilen« geboren oder man habe eben ein empfindliches Wesen von den Eltern mitbekommen, so wie man zum Beispiel die Haarfarbe vom Vater oder die Augen von der Mutter hat.

Wenn Sie mit dieser Meinung Recht hätten, dann wäre es sehr schwierig, wenn nicht unmöglich, sich gut zu fühlen, solange die anderen oder unsere Lage es nicht zulassen würden. Wir wären dann den anderen oder unserer Veranlagung ausgeliefert.

Ging es Ihnen nicht auch schon so? Sie haben sich furchtbar über andere geärgert, sahen aber keine Möglichkeit, sich zu wehren. Sie hatten den Eindruck, dem anderen ausgeliefert zu sein und fühlten sich infolgedessen hilflos und deprimiert.

Ich habe jedoch eine gute Nachricht für Sie. In Wirklichkeit ist nichts von alledem wahr. Tatsächlich ist es so, daß jeder Mensch seine Gefühle selbst bestimmt. Wenn Sie bedrückt oder deprimiert sind, dann sind Sie es selbst, der sich diese schlechten Gefühle macht. Es sind nicht die andren oder Ihre Lage.

»Wie soll das vor sich gehen«, werden Sie nun fragen

> **Nun, schon vor 2 000 Jahren wußten die Stoiker:**
> **Es sind nicht die Dinge, die uns beunruhigen**
> **sondern unsere Sicht der Dinge.**

Das ist der Schlüssel zum Verständnis Ihrer positiven und negativen Gefühle. Es ist die Art und Weise, wie wir über die Dinge denken, die bestimmt, wie wir uns fühlen.

Lassen Sie uns das an einem Beispiel anschauen. Peter, Angestellter einer Firma, wird eines Tages von seinem Chef mit den Worten angesprochen: »Das ist jetzt schon das 5. Mal in diesem Monat, daß Sie morgens zu spät zur Arbeit kommen. Sie haben, wie jeder andere auch, pünktlich zu sein. Merken Sie sich das!«

Wie Peter nun reagiert und wie er sich fühlt, hängt nicht von den Worten seines Chefs ab. Wie es Peter geht, hängt ganz davon ab, welche Bedeutung er den Worten seines Chefs beimißt. Überlegen Sie einmal für einen Moment. Wie würden Sie reagieren, wenn Ihr Chef so etwas zu Ihnen sagen würde? Wären Sie deprimiert oder verärgert, hätten Sie Angst oder würde Sie das kalt lassen?

Würden Sie denken: »Immer muß mir das passieren. Ich bin einfach zu nichts zu gebrauchen. Immer mache ich alles falsch«. Wenn Sie so denken, dann weiß ich, daß Sie deprimiert und verzweifelt wären. Jeder, der so negativ von sich denkt, muß sich auch so fühlen.

Sie könnten sich aber auch sagen: »Was denkt er, wer er ist. So eine Unverschämtheit. Ich arbeite mehr als jeder andere in diesem Laden. Wegen ein paar Minuten so ein Theater zu machen.« Wie würden Sie sich wohl bei solchen Gedanken fühlen? Sie hätte eine ziemliche Wut im Bauch.

Anstatt verärgert oder deprimiert zu sein, könnten Sie auch Angst bekommen. Sie würden dann etwas so denken: »Mein Gott. Hoffentlich wirft er mich bei der nächsten Gelegenheit nicht raus. Das wäre schrecklich. Wie soll ich dann meine Familie ernähren?«

Schließlich könnten Sie die Worte des Chefs auch »kalt« lassen. Sie würden dann etwa so denken: »Der ist heute wohl wieder mit dem linken Bein aufgestanden. Vielleicht hat er sich über seine Frau geärgert. Na ja, er wird sich auch wieder abregen.«

Sie sehen: Es ist ein- und dasselbe Ereignis und dennoch können Sie darauf mit unterschiedlichen Gefühlen reagieren.

Wie Sie gefühlmäßig reagieren, hängt ganz davon ab, wie Sie über die Worte des Chefs denken. Das bedeutet: *Niemand hat Sie jemals verärgert, deprimiert, verängstigt oder nervös gemacht.* Das taten ganz alleine Sie. Dieser Zusammenhang, zwischen dem Denken und Fühlen trifft auf Sie, mich und auf alle Menschen zu.

Es sind Ihre pessimistischen Gedanken, die Sie
deprimieren,
ängstlich und
ärgerlich machen,
minderwertig und
wertlos fühlen lassen.

Wenn Sie denken

»Ich tauge nichts.

Es hat alles keinen Sinn mehr

Ich bin ein Versager.

Niemand interessiert sich für mich.

Alles, was ich anpacke, mache ich falsch.

Die anderen sind alle besser als ich, wie schrecklich.

Ich schaffe das nicht.

Mir kann doch keiner helfen.

Ich bin minderwertig.

Keiner nimmt auf mich Rücksicht.
Ich bin allen gleichgültig.
Die Welt ist ungerecht.
Mein Leben ist sinnlos.

In bin überflüssig.«

Dann sind Sie deprimiert.

Diese Gedanken sind Ihre wahren Feinde. Sie sind dafür verantwortlich, daß es Ihnen schlecht geht. Sie gilt es mit allen Mitteln zu bekämpfen. Solange Sie so pessimistische und negative Gedanken haben, müssen Sie deprimiert sein und es auch bleiben.

Diesen Zusammenhang zwischen dem Denken und Fühlen bezeichnen wir als das ABC der Gefühle.

Das ABC der Gefühle

Jedesmal, wenn Sie deprimiert, ängstlich oder verärgert sind, aber auch, wenn Sie froh und ausgeglichen sind,

A haben Sie zuerst etwas wahrgenommen. Sie haben etwas erlebt, gesehen oder gehört.

B Dann haben Sie darüber nachgedacht. Sie haben das Gehörte oder Erlebte als positiv, negativ oder neutral bewertet.

C Als Folge davon verspüren Sie positive, negative oder neutrale Gefühle.

Positive Gefühle sind: Freude, Liebe
Negative Gefühle sind: Ärger, Angst, Traurigkeit
Neutrale Gefühle sind: Ruhe, Zufriedenheit, Ausgeglichenheit

Automatische Gedanken

Es ist unmöglich, daß Sie etwas sehen oder hören, ohne es zu beurteilen. Ihr Gehirn bewertet automatisch, was Sie wahrnehmen, ohne daß Sie es daran hindern können. Dadurch haben Sie manchmal den Eindruck, daß Ihre Gefühle einfach so über Sie kommen. Sie sind sich gar nicht bewußt, etwas gedacht zu haben, sondern spüren nur das Resultat: das Gefühl.

Immer dann nämlich, wenn wir etwas immer wieder tun, wird es uns zur Gewohnheit. Allen Gewohnheiten ist gemeinsam, daß sie automatisch ablaufen, ohne daß wir uns bewußt darauf konzentrieren müssen. Das trifft auf unsere Gedanken und Gefühle ebenso zu wie auf alle die anderen Dinge, die wir täglich tun.

Wir alle haben von klein auf gelernt, was gut und schlecht, richtig und falsch, schön und häßlich ist. Wir haben uns Maßstäbe angeeignet, mit denen wir uns, unser Verhalten und das der anderen beurteilen. So haben die meisten Menschen gelernt, sich schuldig zu fühlen, wenn Sie in Ihren Augen etwas Schlechtes getan haben. Sie haben gelernt, sich zu ärgern, wenn etwas nicht nach ihren Vorstellungen verläuft. Sie haben gelernt, sich abzuwerten und deprimiert zu sein, wenn sie versagen.

Wenn Sie sich heute als Erwachsener ändern und gefühlsmäßig anders reagieren wollen, dann müssen Sie Ihre Berwertungen und Maßstäbe ändern. Sie können das, da Sie nicht als Pessimist oder Optimist auf die Welt gekommen sind. Sie haben lediglich von Ihren Eltern und Erziehern gelernt, die Dinge eher pessimistisch oder optimistisch zu sehen.

Schauen wir uns einmal an einem Beispiel an, wie Menschen lernen, sich und ihr Verhalten zu beurteilen.

Petra war 22 Jahre alt, als sie zu mir in Therapie kam. Sie war sehr depressiv und hatte schon 2 Mal versucht, sich das Leben zu nehmen.

Was war geschehen?

Petra hatte mit 19 Jahren ihr Elternhaus verlassen, um sich und ihren Eltern zu beweisen, daß sie »auf eigenen Beinen stehen« konnte. Das ging auch gut, bis sie eines Tages von ihrer Firma entlassen wurde und fortan arbeitslos war.

Auf meine Frage, was es für sie bedeute, ohne Arbeit zu sein, antwortete sie: »Wenn man keine Arbeit hat, dann fällt man anderen nur zur Last. Man ist dann zu nichts mehr zu gebrauchen und taugt nichts. Ich bin ein Versager.«

Warum verurteilte sich Petra so hart dafür, daß sie keine Arbeit hatte? Warum hatte sie eine so schlechte Meinung von sich? Der Grund hierfür lag in ihrer Erziehung. Petras Eltern lobten ihre Tochter so gut wie nie. Dafur kritisierten sie Petra aber um so mehr. Sie taten das auf eine Art und Weise, daß Petra den Eindruck gewann, sie müsse dumm und minderwertig sein.

Das sah so aus:

Tat Petra etwas, das ihren Eltern nicht gefiel, dann verurteilten sie nicht nur das Verhalten ihrer Tochter, sondern sie verurteilten sie auch als Mensch. Sie sagten Dinge wie:

»Ich mag dich nicht, wenn du unartig bist«

oder

»Du sollst dich schämen, so etwas zu tun«

oder

»Aus dir wird nie etwas werden, wenn du so weitermachst.«

Petra folgerte daraus:

»Wenn ich etwas tue, was in den Augen meiner Eltern schlecht ist, dann bin ich ein schlechter Mensch und muß mich dafür verurteilen und schlecht fühlen.«

Petra lernte also ihren Wert als Mensch danach zu beurteilen, was sie tat. Tat sie etwas Dummes, war sie auch dumm. Tat sie etwas Schlechtes, war sie auch schlecht.

Hinzu kam, daß Petras Eltern es nicht für richtig hielten, daß sich ihre Tochter besonders freute, wenn ihr etwas gut gelang. War Petra einmal stolz auf eine gute Leistung, etwa in der Schule, dann reagierten die Eltern so:

»Glaube ja nicht, daß du etwas Besonderes bist, nur weil du das kannst. Du bist wie jeder andere auch, kein bißchen besser. Laß dir das nicht zu Kopf steigen.«

So war es nicht verwunderlich, daß Petra so depressiv auf ihre Entlassung reagierte. In ihren Augen sah sie sich darin bestätigt, daß sie versagt habe und deshalb nichts taugen könne.

Würden Sie auch so reagieren wie Petra, wenn Sie sich in der gleichen Lage befinden würden?

Wenn ja, dann haben Sie sicherlich in Ihrer Kindheit ähnliche Erfahrungen gemacht wie Petra. Sie haben gelernt, sich danach zu beurteilen, was Sie leisten.

Sie müssen sich von dieser Anschauung trennen, wenn Sie möchten, daß es Ihnen besser geht. Sie müssen lernen, daß Ihr Wert als Mensch nicht davon abhängt, was Sie tun und leisten.

Nun was hat all das mit Ihren depressiven Verstimmungen zu tun?

Es ist Ihr pessimistisches und negatives Denken, das Sie depressiv macht. Wenn Sie Ihre Deressionen besiegen und sich besser fühlen wollen, dann müssen Sie Ihre pessimistischen Gedanken aus Ihrem Kopf verbannen.

Vielleicht denken Sie nun:

> »Ich kann mich und meine Situation doch nicht positiv sehen, wenn alles negativ ist. Ich würde mir dann ja etwas vormachen und mich belügen.«

Keine Sorge. Ich verlange nicht von Ihnen, daß Sie sich belügen sollen. Ich sage nicht, daß Sie alles positiv sehen sollen. Im Gegenteil! Ich möchte, daß Sie wirklich ehrlich sind und sich und Ihre Situation so sehen, wie sie sind.

Ich bezweifle, daß Sie das im Moment tun. Ja, ich wage sogar zu behaupten, daß Sie sich im Moment etwas vormachen, daß Sie sich belügen.

Ich behaupte, daß Sie nicht der schlechte und minderwertige Mensch sind, für den Sie sich halten.

Ich behaupte, daß die Dinge nicht so schlimm sind, wie Sie denken.

Möglicherweise denken Sie nun, daß ich das doch gar nicht beurteilen kann, da ich Sie und die Lage, in der Sie sich befinden, gar nicht kenne. Sie denken, daß ich gut reden habe, weil ich Ihre Probleme nicht habe.

Deshalb werde ich erst gar nicht den Versuch unternehmen, Sie vom Gegenteil zu überzeugen. Sie sollen selbst herausfinden, was mit der Art Ihres Denkens nicht in Ordnung ist.

Damit Sie das tun können, lernen Sie im nächsten Kapitel die am meisten verbreiteten Arten negativen Denkens kennen. Einige davon werden Sie sicherlich auch bei sich entdecken.

Zusammenfassung

1.
Wie wir fühlen, ist uns nicht angeboren,
hängt nicht von anderen Menschen, den
Umständen oder unserer Veranlagung ab,
sondern hängt einzig und alleine davon ab, wie wir denken.

2.
Negative Gedanken führen zu negativen Gefühlen wie
Angst, Ärger und Depression.
Positive Gedanken führen zu positiven Gefühlen wie
Freude und Liebe.
Neutrale Gedanken führen zu neutralen Gefühlen wie
Ruhe und Ausgeglichenheit.

3.
Den Zusammenhang zwischen dem Denken und Fühlen
bezeichnet man als das ABC der Gefühle.

4.
Das ABC der Gefühle trifft auf alle Menschen zu.

5.
Wir kommen nicht als positiv oder negativ eingestellte
Menschen auf die Welt. Wir alle haben gelernt, die Dinge
eher positiv oder negativ zu sehen.

6.
Wenn Sie Ihre Depressionen besiegen wollen, müssen Sie
Ihre negativen Gedanken aus Ihrem Kopf verbannen.

Kapitel 4: Negatives Denken – was ist das?

Aus dem vorangegangenen Kapitel wissen Sie, daß Ihre Gedanken darüber bestimmen, wie Sie sich fühlen. Sie wissen auch, daß es vor allem Ihre negativen Gedanken sind, die Sie unglücklich und deprimiert machen.

Was ist das aber, negatives Denken und woran erkennt man es? Auf den ersten Blick mag Ihnen diese Frage überflüssig erscheinen. Aber es ist mitunter gar nicht so einfach festzustellen, ob ein Denken negativ ist. Das hängt damit zusammen, daß die Menschen meist von dem, was sie denken, überzeugt sind. Das ist eine sehr wichtige Erkenntnis.

Die Menschen sind meist von dem, was sie denken, überzeugt.

Wenn Sie beispielsweise denken:

»Immer mache ich alles falsch« und Sie sind deprimiert, dann sind Sie in diesem Moment davon überzeugt, daß Sie tatsächlich immer alles falsch machen. Sie zweifeln nicht an der Richtigkeit Ihres Denkens.

Würden Sie sich so etwas nur zum Spaß sagen oder würden Sie bewußt übertreiben, dann wären Sie nicht deprimiert.

Ein kleines Experiment

Sagen Sie sich jetzt ganz bewußt:
»Unter meinem Stuhl liegt eine Bombe, die gleich hochgeht«.
Haben Sie sich das gesagt? Sagen Sie es.
Nun wie fühlen Sie sich? Verspüren Sie Angst?
Wahrscheinlich nicht. Aber warum verspüren Sie keine Angst?
»Weil ich nicht daran glaube«, werden Sie nun denken.
Richtig. Der Grund, warum Sie keine Angst verspüren, ist, daß Sie nicht davon überzeugt sind, daß sich in Ihrem Zimmer eine Bombe befindet. Nur deshalb bleiben Sie ruhig.
Wären Sie fest davon überzeugt, dann würden Sie in Angst und Panik geraten.
Sie sehen daran, daß ein Gedanke nur dann das dazugehörige Gefühl hervorruft, wenn Sie von seiner Richtigkeit überzeugt sind.
Nun nehmen wir einmal für einen Moment an, Sie wären tatsächlich fest davon überzeugt, daß Sie auf einer Bombe sitzen, die gleich hochgeht. Würden Sie dann Ihre Überzeugung anzweifeln und in Frage stellen?
Nein. Sie würden nicht daran zweifeln. Sie kämen gar nicht auf die Idee, daß damit etwas nicht stimmen könnte. Sie würden Ihre Angst und Panik verspüren und in aller Eile Ihr Zimmer verlassen.
Damit will ich Ihnen zeigen, daß man in aller Regel sein Denken nicht in Frage stellt, sondern davon überzeugt ist.
In aller Regel richtet man sich nach seinen Gefühlen und geht davon aus, daß man, wenn keine Bombe unter dem Stuhl wäre, man ja nicht in Panik geraten würde.

Genauso verhält es sich mit einer Menge negativer Einstellungen, die Sie haben. Sie zweifeln nicht an ihrer Richtigkeit. Da Ihre Gedanken jedoch bestimmen, wie Sie sich fühlen, ist es wichtig, daß Sie lernen, Ihre Einstellungen und Überzeugungen auf ihre Richtigkeit hin zu überprüfen.

Dazu müssen Sie aber zuerst einmal wissen, woran man negative Gedanken erkennen kann. Deshalb möchte ich Ihnen nun die häufigsten Arten negativen Denkens vorstellen. Überlegen Sie beim Lesen, welche Sie bei sich entdecken können.

Die häufigsten Arten negativen Denkens

1. Alles-oder-Nichts-Denken

Wenn Sie nach dem Alles-oder-Nichts-Prinzip verfahren, ist etwas entweder nur negativ oder positiv, weiß oder schwarz, gut oder schlecht, schön oder häßlich, wertvoll oder wertlos.

Sie bemerken nicht, daß Sie in Extremen denken und daß dazwischen noch viele Abstufungen liegen.

> Eine Frau, die kürzlich zu mir in Therapie kam, machte sich große Vorwürfe, weil sie ihrem Sohn aus Wut eine Ohrfeige gegeben hatte. Aufgrund dieses »Ausrutschers« dachte sie, in der Erziehung vollkommen versagt zu haben und hielt sich für eine schlechte Mutter.

War sie das aber wirklich? Hatte sie tatsächlich *vollkommen* versagt? Machte diese eine Ohrfeige sie zu einer schlechten Mutter?

Ich meine nicht. Ihr Urteil ist stark übertrieben. Der Grund, warum sie dachte, vollkommen versagt zu haben, war ihre unrealistische Erwartung »eine gute Mutter schlägt ihr Kind nicht« beziehungsweise »eine gute Mutter verliert nie die Beherrschung«.

Geht es Ihnen manchmal auch so? Halten Sie sich auch für einen Versager, weil Sie einen Fehler gemacht haben?

Wenn ja, dann ist das ein Beispiel für das Alles-oder-Nichts-Denken. Ein Fehler oder eine Schwäche machen Sie nicht zum Versager. Eine Beule im Wagen macht den Wagen nicht völlig wertlos und Sie zu einem miserablen Autofahrer.

Ein versalzenes Essen verwandelt Sie nicht in eine schlechte Köchin, eine große Nase oder eine Glatze machten Sie nicht zu einen total unansehnlichen oder wertlosen Menschen, ein Verweis Ihres Chefs ist keine Entlassung.

Wenn Sie in solchen Extremen denken, dann machen Sie sich immer wieder unglücklich und deprimiert.

2. Übertriebene Verallgemeinerung

Wenn es Ihnen nicht gelingt, ein Kreuzworträtsel zu lösen und Sie folgern daraus: »Ich werde das nie schaffen« oder

wenn Sie nach 10 Tennisstunden noch keine Rückhand schlagen können und zu sich sagen: »Ich werde das nie lernen« oder

wenn Sie ein Mädchen zum Tanz auffordern, einen Korb bekommen und daraus folgern: »Niemand mag mich. Bestimmt wird keine Frau mit mir tanzen wollen«, dann verallgemeinern Sie übertrieben.

Sie handeln dann nach der Devise: Einmal versagt, heißt immer zu versagen.

Woher aber wissen Sie, daß es immer so sein wird? Selbst wenn Sie 100 und mehr Kreuzworträtsel gemacht haben, wird es Ihnen immer noch passieren, daß Sie das eine oder andere nicht vollständig lösen können.

Selbst wenn Sie 50 und mehr Tennisstunden gehabt haben, werden Sie noch immer Bälle ins Aus schlagen oder erst gar nicht bekommen. Selbst ein Björn Borg macht Fehler!

Selbst wenn Sie 10 und mehr Frauen angesprochen haben und keine dieser Frauen will mit Ihnen tanzen, heißt das nicht, daß keine Frau der Welt mit ihnen tanzen will.

Vielleicht kennen Sie das Buch »Die Möwe Jonathan«? Der Autor reichte dieses Buch bei 18 Verlagen ein und alle lehnten es ab, dieses Buch zu veröffentlichen. Schließlich fand der Autor doch einen Verlag. In 5 Jahren wurden von diesem Buch alleine in den USA über 7 Millionen Exemplare verkauft!

Hätte der Autor nach der ersten Ablehnung seines Buches gedacht: »Keiner will mein Buch. Ich habe es umsonst geschrieben. Es muß wirklich ein schlechtes Buch sein, wenn ein Verlag es ablehnt«, dann hätte er übertrieben verallgemeinert. Er hätte sich dadurch um seinen Erfolg gebracht und viele Menschen um die Freude, die sie durch das Lesen empfunden haben.

3. Eingeengte Wahrnehmung

Alles im Leben hat seine guten und schlechten Seiten. Selbst die Geburt eines Kindes, die in den meisten Fällen Anlaß zur Freude ist, hat auch ihre Schattenseiten. Man muß sich vielleicht finanziell einschränken, Rücksicht nehmen, Unannehmlichkeiten, wie das nächtliche Aufstehen in Kauf nehmen usw.

Menschen mit einer eingeengten Wahrnehmung und einer eher negativen Grundeinstellung picken sich immer nur das Negative einer Sache heraus. Sie sehen nur die Nachteile und lassen das Positive außer Acht. Sie nehmen alles wie durch eine Brille wahr, die herausfiltert, was nicht in ihr Bild paßt. Sie konzentrieren sich nur auf die Fehler und Schwächen, die sie haben. Was zählt sind ihre Mißerfolge. Sie bemerken nicht, daß sie sich damit täuschen und glauben schließlich, daß tatsächlich alles so negativ ist.

Die Folge davon ist, daß sie die meiste Zeit deprimiert sind und dem Leben nichts abgewinnen können. Kein Wunder!

Ein Patient von mir berichtete einmal, daß ihm seine Arbeit absolut keinen Spaß mache. An all den Arbeiten, die er zu erledigen hatte, sah er nur das Negative. »Das ist so eintönig, so stupide, so mühsam, so schwierig, so langweilig«, waren seine Worte. Er konzentrierte sich nur auf die Schattenseiten seiner Arbeit und hatte zwangsläufig nicht die geringste Freude daran. Erst als ich hartnäckig nachfragte, gestand er sich ein, daß nur ein Teil seiner Arbeit für ihn eintönig war.

Ein anderer Patient mit Übergewicht hatte 4 Wochen seine Diät eingehalten. Anläßlich einer Geburtstagsfeier ließ er sich erweichen, entgegen seines Entschlusses doch ein Stück Kuchen zu essen. Daraufhin sah er nur noch seinen Rückfall und nicht mehr die 4 Wochen, in denen er seine Diät eingehalten hatte.

Wenn Sie diese schlechte Angewohnheit auch von sich kennen, dann fragen Sie sich ganz bewußt:

»Stimmt es, daß alles so negativ ist, wie ich es sehe? Stimmt es, daß an dieser Sache absolut nichts Gutes ist?«

Wenn Sie sich diese Frage stellen, dann werden Sie häufig die Erfahrung machen, daß Sie sich mal wieder etwas vorgemacht haben. Sie werden feststellen, daß vieles gar nicht so negativ ist, wie Sie denken. Bemühen Sie sich, bewußt positive Seiten zu sehen.

4. Katastrophen-Denken

Viele Menschen haben die Angewohnheit, immer gleich an das Schlimmste zu denken. Wenn die Kinder nicht wie verabredet zu Hause sind, befürchten sie, daß sie einen Unfall hatten und schwer verletzt sind.

Wenn Sie einen Fehler machen, denken Sie, daß das furchtbare Folgen haben werde.

Wenn der Partner einmal später nach Hause kommt, dann denken Sie gleich an eine andere Frau oder einen anderen Mann.

Kleine Fehler und Mißgeschicke sehen Sie wie durch eine Lupe, die alles vergrößert und die aus einer Mücke einen Elefanten macht. Die Folge davon sind große Ängste verbunden mit starkem körperlichen Unwohlsein.

Wenn Sie diese schlechte Angewohnheit haben, dann fragen Sie sich jedesmal, wenn Sie sich bei solchen Katastrophengedanken ertappen:

»Wie wahrscheinlich ist das, was ich befürchte?«

»Gibt es noch andere Möglichkeiten, als diese eine?«

5. Untertreibung

Wenn Sie dazu neigen, zu untertreiben, dann halten Sie vieles, was Sie gut machen, für selbstverständlich. Sie messen dem keine Bedeutung bei und sagen: »Das hätte jeder gekonnt. Das ist nichts Besonderes. Das war Glück« usw.

Sie werten all Ihre guten Leistungen und Ihren Erfolg ab.

Eine 50jährige Patientin arbeitete täglich von früh bis spät in die Nacht. Sie hatte einen Haushalt zu versorgen, half im Geschäft ihres Mannes und abends stand sie noch in einem Lokal hinter der Theke. Sie hatte allen Grund, auf ihre Leistung stolz zu sein. Was aber tat sie stattdessen?

Obwohl sie an der Grenze ihrer seelischen und körperlichen Leistungsfähigkeit war, hielt sie es für ganz normal und selbstverständlich, so viel und so hart zu arbeiten. Auf diese Weise beraubte sie sich nicht nur jeder Befriedigung, sie erkannte auch nicht, daß sie auf diese Weise ihre Gesundheit ruinierte.

Wenn Sie mit sich zufrieden sein möchten, müssen Sie lernen, sich zu loben und Ihre Leistung anzuerkennen.

6. Sich für alles verantwortlich fühlen

Sie suchen immer zuerst bei sich die Schuld, wenn etwas schief geht. Sie machen sich für Dinge verantwortlich, für die Sie keine Verantwortung tragen.

Wenn Ihr Kind sich daneben benimmt, Drogen nimmt oder kriminell wird, dann denken Sie: »Das ist meine Schuld. Das liegt nur an meiner schlechten Erziehung. Ich hätte nicht soviel durchgehen lassen dürfen. Ich habe versagt.«

Was Sie lernen müssen, ist, daß Sie über andere Menschen nicht bestimmen können. Sie haben keine Kontrolle darüber, wie sich der andere verhält.

Sie können versuchen, sein Verhalten zu beeinflussen, ihm zu helfen und ihn zu unterstützen. Sie können jedoch nicht darüber bestimmen, ob er annimmt oder beachtet, was Sie ihm sagen. Das entscheidet er ganz alleine.

Wenn Sie sich für andere und deren Verhalten verantwortlich machen, dann ruht eine schwere Last auf Ihren Schultern, unter der Sie über kurz oder lang zusammenbrechen.

Sie tun dann so, als ob der andere vollkommen unselbständig, unreif oder unfähig ist, auf sich selbst aufzupassen und für sich selbst zu sorgen.

Sie tun damit weder sich noch dem anderen einen Gefallen.

Nun haben Sie einen kleinen Überblick über die häufigsten Arten negativen Denkens.

Vielleicht sind Ihnen beim Lesen der Beispiele zwei Gemeinsamkeiten aufgefallen.

Kennzeichen negativen Denkens

1. Negatives Denken verursacht negative Gefühle
2. Negatives Denken ist nicht realistisch.

Wenn wir negativ denken, dann gehen wir an der Realität vorbei. Wir übertreiben, machen etwas schlimmer als es ist, sehen nur das Negative, und fühlen uns für andere Menschen und Dinge verantwortlich, für die wir keine Verantwortung haben.

Wenn Sie sich besser fühlen wollen, dann müssen Sie Ihr Denken an der Wirklichkeit orientieren.

Die Dinge realistisch zu sehen, bedeutet nicht, daß man wie ein Lebenskünstler aus jeder Zitrone eine Limonade macht. Es gibt Ereignisse im Leben, bei denen es unangemessen wäre, sie positiv zu sehen. Es gibt Situationen, in denen es durchaus angebracht ist, daß man traurig, enttäuscht oder besorgt ist.

Ein gewisses Maß an Ärger kann hilfreich und sinnvoll sein, wenn er Ihnen hilft, etwas gegen das »Ärgernis« zu unternehmen. Wenn Sie sich beispielsweise darüber ärgern, daß unsere Umwelt so verschmutzt ist und Sie treten aktiv für den Umweltschutz ein, dann ist Ihr Ärger sinnvoll. Ärgern Sie sich jedoch, ohne etwas zu tun, oder ist Ihr Ärger so groß, daß er Sie lähmt und unfähig macht, einen klaren Gedanken zu fassen, dann ist er ungesund und überflüssig.

Ich will Ihnen anhand einiger Beispiele zeigen, wie Sie durch die Analyse Ihres Denkens lernen können, die Dinge realistisch zu sehen.

Beispiel 1

Nehmen wir an, Ihr Mann sagt zu Ihnen: »Das Fleisch ist zu stark angebraten. Ist das überhaupt noch genießbar?« und Sie denken: »Immer hat er was an mir auszusetzen. Ich kann es ihm auch nie Recht machen«.

Nun, was meinen Sie, entsprechen Ihre Gedanken den Tatsachen? Stimmt es wirklich, daß Sie es Ihrem Mann nie Recht machen können?

Welche Art negativen Denkens ist hier im Spiel?

Sicherlich haben Sie festgestellt, daß Sie übertrieben verallgemeinern, wenn Sie denken, daß Ihr Mann *immer* etwas an Ihnen auszusetzen hat. Er kritisiert Sie vielleicht manchmal oder häufig, aber bestimmt nicht immer. Auch stimmt es nicht, daß Sie ihm *nie* etwas recht machen können.

Sie sehen also, daß Ihr Denken nicht mit der Wirklichkeit übereinstimmt. Es ist äußerst negativ und wenig hilfreich. Die Folge davon ist, daß Sie deprimiert sind.

Realistisch betrachtet könnten Sie sagen:

»Es kommt eben mal vor, daß ich den Geschmack meines Mannes nicht treffe. Meist schmeckt ihm jedoch, was ich koche. Ich übertreibe also, wenn ich denke, daß ich es ihm nie recht machen kann.«

Beispiel 2

Ihr Chef sagt zu Ihnen: »Frau Müller, Sie haben vergessen, den Brief an Herrn Hubertus zu schreiben. Passen Sie doch besser auf.« Sie denken sich: »Immer muß mir das passieren. Ich mache alles falsch. Ich bin eben der geborene Versager.«

Was meinen Sie, welche Arten negativen Denkens sind hier im Spiel? Stimmt es wirklich, daß Sie alles falsch machen oder ist das nur Ihre Meinung? Entsprechen diese Gedanken den Tatsachen?

Nein. Auch hier verallgemeinern Sie übertrieben. Sie machen einen Fehler und schließen daraus, daß nur Sie Fehler machen, nie die anderen. Aber das ist ziemlich unwahrscheinlich. Wenn dem tatsächlich so wäre, dann hätte Sie Ihr Chef sicherlich schon längst entlassen.

Wenn Sie sich einen Versager schimpfen, dann ist das ein typisches Beispiel für das Alles-oder-Nichts-Denken. Sie haben lediglich einen Fehler gemacht, und das tun alle Menschen von Zeit zu Zeit. Deshalb sind Sie noch lange kein Versager!

Realistisch betrachtet könnten Sie sagen:

»Es tut mir leid, daß mir dieser Fehler passiert ist. Aber das kann jedem mal passieren. Ich bin wie jeder andere Mensch eben auch fehlerhaft. Deswegen bin ich noch lange kein Versager oder eine schlechte Sekretärin. Ich werde in Zukunft besser aufpassen.«

Beispiel 3

Angenommen, Sie wenden das, was Sie bisher in diesem Programm gelesen haben, auf sich an, aber Sie haben bis jetzt keinen Erfolg gehabt und Sie denken: »Ich werde es nie schaffen, realistisch zu denken. Mir ist nicht zu helfen.«

Entsprechen diese Gedanken den Tatsachen?

Ich bezweifle das sehr stark. Woher wollen Sie wissen, daß Sie es nie schaffen werden, realistisch zu denken? Sie haben es vielleicht ein paarmal versucht und nicht den erhofften Erfolg gehabt, das ist alles. Das ist aber kein Beweis, daß Sie es nicht schaffen werden. Solange Sie denken können, sind Sie auch in der Lage zu lernen.

Auch stimmt es nicht, daß Ihnen nicht zu helfen ist. Sie sind kein hoffnungsloser Fall. Ich kann das sagen, ohne Sie zu kennen. Meine Erfahrungen und die vieler meiner Kollegen ist, daß es immer Hilfe gibt!

Realistisch betrachtet könnten Sie sagen:

»Ich habe noch sehr wenig Übung im realistischen Denken. Deshalb ist es auch nicht verwunderlich, daß ich bisher keine großen Erfolge hatte. Ich mache einfach weiter und irgendwann wird es mir gelingen, mich besser zu fühlen. Es gibt keinen Grund, warum ich das nicht schaffen kann außer dem einen, daß ich es aufgebe, mich weiter darum zu bemühen.

Ich habe nichts zu verlieren, aber viel zu gewinnen, wenn ich in meinen Bemühungen fortfahre.«

Beispiel 4

Sie haben Gäste eingeladen. Sie haben sich große Mühe mit den Vorbereitungen gegeben. Ihre Gäste loben Sie dafür und sprechen Ihnen anerkennende Worte aus. Sie erwidern: »Das ist nichts Besonderes. So toll war das auch wieder nicht.«

Welche Art negativen Denkens ist hier im Spiel? Stimmt es, was Sie sagen?

Sie untertreiben.Sie werten Ihre ganzen Bemühungen ab und tun so, also ob sie selbstverständlich sind. Sind Sie es tatsächlich? Für Ihre Gäste offensichtlich nicht.

Realistisch betrachtet könnten Sie sich sagen:

»Es freut mich, daß es meinen Gästen gefallen hat und sie meine Bemühungen anerkennen. Ich habe mir auch viel Mühe gegeben und es ist mir gut gelungen. Das finde ich prima.«

Was Sie gegen Ihr negatives Denken tun können

1. Wenn es Ihnen schlecht geht, dann notieren Sie sich alle Gedanken, die Ihnen durch den Kopf gehen. Schreiben Sie alles auf, auch wenn die Gedanken wirr und unzusammenhängend erscheinen.
2. Fragen Sie sich dann, ob das, was Sie sich da einreden, auch stimmt. Stellen Sie sich die Frage: Entspricht der Gedanke den Tatsachen? Stellen Sie sich vor, Sie seien ein Rechtsanwalt, der nach den Beweisen für Ihre Gedanken fragt.
3. Stellen Sie fest, daß Sie unrealistisch gedacht haben, dann formulieren Sie ihre negativen Gedanken so um, daß sie mit der Wirklichkeit übereinstimmen. Sagen Sie sich, was Sie mit Sicherheit wissen, nicht mehr und nicht weniger.
4. Schreiben Sie Ihre neue Sichtweise auf einen Zettel, den Sie immer bei sich tragen. Schauen Sie ihn während des Tages öfter an. Das ist

wichtig, denn nur so bleibt Ihnen Ihre neue Sichtweise auch fest im Gedächtnis haften.

Lassen Sie sich nicht verunsichern, wenn die neuen Gedanken zunächst gekünstelt und unecht erscheinen. Das ist am Anfang immer so, wenn man etwas Neues lernt.

Machen Sie diese Übung schriftlich. Das ist sehr wichtig. Nur wenn Sie sich all Ihre negativen Gedanken aufschreiben, können Sie in aller Ruhe darüber nachdenken, was mit Ihnen nicht stimmt.

Erst, wenn Sie im Hinterfragen Ihrer Gedanken etwas Übung haben, dann können Sie es auch im Kopf tun. Bis dahin bedarf es jedoch einiger Wochen der schriftlichen Übung und Auseinandersetzung.

Zusammenfassung

1.
Es gibt verschiedene Arten negativen Denkens:
a) Alles-oder-Nichts-Denken
b) Übertriebene Verallgemeinerung
c) Eingeengte Wahrnehmung
d) Katastrophen-Denken
e) Untertreibung
f) Sich für alles verantwortlich fühlen

2.
Kennzeichen alles negativen Denkens ist,
daß es nicht mit der Wirklichkeit übereinstimmt.

3.
Wenn Sie sich besser fühlen wollen, dann müssen Sie lernen,
realistisch zu denken.

4.
Hinterfragen Sie Ihre Gedanken kritisch wie ein Wissenschaftler,
und überprüfen Sie sie auf ihren Wahrheitsgehalt.
Stellen Sie sich die Frage: Entspricht der Gedanke den Tatsachen?

5.
Umdenken braucht Zeit und Übung. Sie werden sich nicht über
Nacht von einem Pessimisten
zu einem Optimisten verwandeln.

Kapitel 5: Ihr schlimmster Feind: eine geringe Selbstachtung

Das Wertvollste, was Sie in Ihrem Leben besitzen können, kann Ihnen nur ein Mensch geben: Sie selbst!

Es ist die Art und Weise, wie Sie von sich denken, was Sie von sich halten, kurzum, Ihre Selbstachtung.

Wenn Sie deprimiert sind, dann halten Sie sich unweigerlich für minderwertig. Anders ausgedrückt: Es ist so gut wie unmöglich, daß Sie deprimiert sind, wenn Sie sich achten.

Sich selbst zu achten bedeutet, sich als wichtig und wertvoll anzusehen, ungeachtet der Fehler und Schwächen, die man hat. Es bedeutet, sich selbst zu akzeptieren ungeachtet seines Äußeren, seines Erfolgs oder der Anerkennung durch andere. Sich zu achten bedeutet, für sich und sein Handeln Verantwortung zu übernehmen. Es bedeutet, andere nicht für sein eigenes Wohlergehen verantwortlich zu machen. Wahre Selbstachtung ist nicht abhängig von besonderen Fähigkeiten und Talenten. Man kann in den Augen anderer ein begabter Schauspieler, Sportler oder Schriftsteller sein, ein ausgezeichneter Handwerker oder erfolgreicher Kaufmann und dennoch eine geringe Selbstachtung haben.

Selbstachtung hat nichts mit Eigenliebe zu tun. Es geht nicht darum, von sich eingenommen zu sein und auf andere herabzuschauen. Es geht nicht darum, uns vor anderen wie einen Pfau aufzuplustern und allen vorzuführen, was für ein toller Mensch man ist. Es geht auch nicht darum, die Gunst und den Beifall anderer zu erringen. Wenn wir uns wirklich achten, dann müssen wir den anderen nichts beweisen und wir haben es nicht nötig, uns für etwas »Besseres« zu halten.

Seien Sie ehrlich, haben Sie eine gute Meinung von sich? Wenn Sie in den Spiegel schauen, gefällt Ihnen dann, was Sie darin sehen? Damit Sie sich ein klares Bild davon machen können, wie es um Ihre Selbstachtung steht, habe ich für Sie einen 5-Minuten-Test zusammengestellt. Schwindeln Sie nicht, wenn Sie ihn machen. Sie haben nichts davon, wenn Sie sich in ein gutes Licht setzen.

Gehen Sie folgendermaßen vor: Entscheiden Sie bei jeder Feststellung, welche der Bewertungen auf Sie zutrifft und notieren Sie sich die jeweils zutreffende Zahl. Lassen Sie keine Feststellung aus.

Selbstachtungsfragebogen

stimmt nicht	teilweise	weitgehendst	vollkommen
0	1	2	3

1. Ich vergleiche mich häufig mit anderen.
2. Ich fühle mich häufig angegriffen.
3. Ich habe ein starkes Verlangen nach Anerkennung.
4. Ich habe häufig den Eindruck, daß ich mich verteidigen muß.
5. Ich tue lieber nichts aus Angst vor Mißerfolg.
6. Ich will immer alles 101%ig machen.
7. Ich mache andere oft für meine Probleme verantwortlich.
8. Ich habe Angst, mein »wahres Ich« zu zeigen.
9. Ich versuche immer, es anderen Recht zu machen.
10. Ich bin sehr von der Meinung anderer abhängig.
11. Es fällt mir schwer, anderen etwas abzuschlagen.
12. Ich beneide andere oft um das, was sie haben.
13. Wenn ich einen Fehler mache, halte ich mich für weniger wert als andere.
14. Ich mache mir große Sorgen darum, was andere von mir denken.
15. Ich habe ein großes Bedürfnis, meine Fähigkeiten unter Beweis zu stellen.
16. Ich verurteile mich meist für Fehler, die ich mache.
17. Ich fühle mich neuen Situationen oft nicht gewachsen.
18. Ich halte mich häufig für weniger wert als andere.
19. Es fällt mir schwer, von anderen Komplimente anzunehmen.
20. Ich mache mir häufig Schuldgefühle.

Wenn Sie diesen Test nun auswerten wollen, dann zählen Sie einfach die Punkte zusammen, die Sie hinter jeder Feststellung notiert haben.

0-10 Punkte	Sie haben wenig Probleme mit einer geringen Selbstachtung.
10-20 Punkte	Sie hemmen sich in Ihrem Leben durch Ihre mangelnde Selbstachtung und sind dadurch häufig unzufrieden und unglücklich.
21-40 Punkte	Sie können noch eine gehörige Portion Selbstachtung vertragen. Sie machen sich dadurch das Leben sehr schwer.
41-60 Punkte	Sie lehnen sich weitgehend ab und leiden sehr darunter. Sie müssen sehr an sich arbeiten.

Wenn Sie eine sehr hohe Punktzahl haben, dann lassen Sie jetzt nicht den Kopf hängen. Mehr als 80 % all meiner Patienten leiden unter Ihrer mangelnden Selbstachtung. Sie können lernen, eine bessere Meinung von sich zu bekommen. Lesen Sie dieses Kapitel aufmerksam durch und beherzigen Sie, was Sie erfahren. Sie werden sehen, auch Sie können Ihr Selbstwertgefühl steigern.

Vielleicht haben Sie aufgrund Ihres Äußeren oder Ihrer beruflichen Leistung eine geringe Meinung von sich oder weil Sie glauben, eine Ablehnung durch andere beweise, daß Sie minderwertig sind. Vielleicht verachten Sie sich aber auch für Ihre Fehler und Schwächen, die Sie haben.

1. Ihr Äußeres

Möglicherweise ist Ihr Äußeres Anlaß für Sie, sich für minderwertig zu halten. Sie vergleichen sich mit anderen und halten die anderen für attraktiver und schöner. Daraus folgern Sie dann, daß Sie weniger wert sind als diese und fühlen sich minderwertig.

> Ein Patient von mir glaubte, einen flacheren Hinterkopf als andere Menschen zu haben. Er sah dies als einen Beweis dafür an, daß er dumm sein müsse und folgerte daraus, minderwertig zu sein.

Es ist sehr gefährlich, wenn Sie Ihren Wert als Mensch von Ihrem Äußeren abhängig machen. Selbst wenn Sie in jungen Jahren in den Augen anderer schöner sind, werden Sie älter und Ihre vermeintliche Schönheit vergeht. Dann fühlen Sie sich minderwertig und sind deprimiert, wenn Sie Ihren Wert von Ihrem Äußeren abhängig machen.

> Sie kennen vielleicht noch von früher die Anzeigen, in denen für Haartoupets geworben wurde. Da sah man ein Bild mit der Überschrift »vorher«. Darunter war ein Mann abgebildet, der so grimmig dreinschaute, daß man meinen konnte, er habe gerade zehn Morde begangen. Rechts daneben war ein anderes Bild zu sehen über dem »nachher« stand. Darauf sah man einen freundlich lächelnden Mann und darunter stand zu lesen: Mehr Erfolg und Sicherheit durch unsere Toupets.

Die Botschaft in diesen Bildern ist klar: Man ist nur wer, wenn man Haare auf seinem Kopf hat. Die Werbung will uns weiß machen, daß wir nur durch ihre Parfüms, Cremes und sonstigen Artikel attraktiv und selbstbewußt sein können. Sie will, daß wir uns nicht mögen, solange wir nicht ihre Produkte kaufen.

Wenn Sie Ihren Wert von Ihrem Äußeren abhängig machen, dann ziehen Sie immer den Kürzeren. Es gibt immer jemanden, den Sie attraktiver, schöner oder sympatischer finden als sich. Gleichgültig, welche Statur Sie haben und wie Ihr Äußeres ist, Sie sind dadurch nicht mehr oder weniger wert als andere.

Wenn alle Menschen ein und dasselbe Schönheitsideal hätten, dann wären vermutlich 99,9 % der Menschen ohne Partner. Damit will ich sagen, daß jeder Mensch selbst entscheidet, was schön ist. Schönheit ist eine Geschmackssache.

Nun gibt es aber auch viele Menschen, die von Geburt an, durch eine Krankheit oder einen Unfall, ein körperliches Handicap haben. Sind sie deshalb weniger wert als Menschen ohne Behinderung? Wer durch einen Unfall ein Bein verliert, ist zwar in seiner Bewegungsfreiheit eingeschränkt, er ist jedoch nicht minderwertig. Gleichgültig, wie groß die Behinderung ist, sie macht einen Menschen nicht weniger wertvoll.

Vor einiger Zeit sah ich in der Sauna eine Frau, der man wegen Krebs ihre linke Brust abgenommen hatte. Ich sagte ihr, daß ich das sehr mutig fände, worauf sie mir antwortete: »Es ist mir egal, was andere denken. Nur weil man mir eine Brust abgenommen hat, verstecke ich mich nicht. Ich bin trotzdem noch ein Mensch.« Diese Frau hielt sich offensichtlich nicht für minderwertig. Sonst hätte sie es nicht gewagt, sich nackt unter andere Menschen zu begeben.

Ich kenne einen Mann, der in seiner Branche sehr hoch angesehen ist. Er veranstaltet Verkaufsveranstaltungen, auf denen er seine Produkte vorstellt. Er ist außerordentlich erfolgreich, trotz der Tatsache, daß er sehr stark stottert. Auch er hält sich allem Anschein nach nicht für minderwertig und macht sich keine Gedanken darüber, was andere von ihm denken.

Sie meinen, das seien Ausnahmen? Ich weiß nicht! Vielleicht haben Sie aber auch recht. Das liegt dann aber nur daran, daß so viele Menschen denken, sie seien mit einer Behinderung weniger wert als andere, die noch im Besitz ihrer körperlichen Fähigkeiten sind. Auch diese Menschen könnten lernen, eine Behinderung zu akzeptieren und sich nicht dafür zu schämen. Jeder kann das lernen. Es spielt keine Rolle, wie andere Menschen über eine Behinderung denken. Einzig und allein entscheidend ist, wie der Betroffene darüber denkt.

Akzeptieren Sie die Dinge, die Sie nicht ändern können und machen Sie das Beste daraus. Richten Sie Ihr Augenmerk auf die Möglichkeiten, die Sie haben und nutzen Sie sie, statt darauf zu achten, was Sie nicht mehr haben.

2. Ihre berufliche Leistung

Vielleicht gehören Sie zu jenen Menschen, die Tag für Tag sehr hart arbeiten, um sich und anderen damit etwas zu beweisen. Sie glauben, nur durch Ihre Arbeit Achtung und Anerkennung bekommen zu können. Sie sind ständig auf der Suche nach Bestätigung.

Einer meiner Patienten war das, was man einen Erfolgsmenschen nennt. Er hatte es in einem namhaften Unternehmen schon in jungen Jahren sehr weit gebracht. Der Motor für seinen Ehrgeiz war die Einstellung, sich beweisen zu müssen, daß er »wer« ist. Im Grunde genommen hielt er sich für minderwertig. Nun könnte man annehmen, daß er durch seinen Erfolg eines Besseren belehrt wurde und er seine schlechte Meinung von sich aufgeben könnte. Weit gefehlt. Er hielt weiterhin an seiner negativen Meinung über sich fest. Er wurde stets aufs Neue von dem Gedanken getrieben, besser sein zu müssen als andere. Je mehr er erreichte, um so mehr arbeitete er, da er Angst hatte, alles wieder zu verlieren. Die Vorstellung, die anderen könnten letztlich doch herausfinden, was für ein minderwertiger Mensch er sei, war für ihn schlimm.

Wenn Sie Ihren Wert von Ihrer Arbeit abhängig machen, dann geht es Ihnen wie jenem Mann in der griechischen Sage. Er war dazu verurteilt, einen Stein den Berg hinaufzurollen. Jedes Mal, wenn er fast den Gipfel erreicht hatte, rollte der Stein wieder zurück und er mußte von neuem beginnen. Sie werden nie zufrieden sein können, wenn Sie Ihre Selbstachtung von Ihrer Arbeit abhängig machen. Immer dann, wenn Sie glauben »Jetzt habe ich es geschafft«, kommt eine Stimme, die Ihnen sagt: »Mach weiter! Nicht aufhören.« – Das Spiel beginnt von neuem.

Menschen, die nur um ihrer Selbstachtung willen arbeiten, kommen in ihrem Leben oft an einen Punkt, wo sie an sich und ihren Fähigkeiten zweifeln. Werden sie aus Altersgründen oder aufgrund einer wirtschaftlich schlechten Lage entlassen, dann zählen sie sich zum alten Eisen und glauben, zu nichts mehr zu gebrauchen zu sein. Sie halten sich dann für wertlos und verfallen in schwere Depressionen.

> Ein Patient von mir, der arbeitslos war, traute sich während des Tages nicht auf die Straße. Er dachte, die anderen würden ihm ansehen, daß er arbeitslos sei und würden ihn dafür ablehnen. Er kam auf diese Idee, weil er sich selbst dafür verurteilte und ablehnte, daß er ohneArbeit war.

Vielleicht gehören Sie auch zu den Menschen, die über ihren Gartenzaun schauen und feststellen, daß der Nachbar schon wieder ein neues Auto hat oder schon wieder in Urlaub fährt, während Sie sich das nicht leisten können. Vielleicht denken Sie dann auch, Ihr Nachbar sei etwas Besseres als Sie. Ist er das aber wirklich? Hängt der Wert eines Menschen tatsächlich davon ab, was er besitzt und leistet? Ich meine nein!

Gleichgültig, was und wieviel man leistet, man ist deshalb nicht mehr oder weniger wert als andere. Ein Baby leistet absolut nichts. Im Gegenteil, es macht eine Menge Arbeit. Ist es deshalb wertlos?

Leistung und Erfolg sagen nichts über den Wert eines Menschen aus. Es gibt immer Menschen, die in dem einen oder anderen Bereich besser sind, als man selbst. Das bedeutet jedoch nicht, daß sie deshalb bessere Menschen sind.

Wenn wir Menschen uns in Bezug auf unsere Leistung miteinander vergleichen, dann tun wir so, als gäbe es dafür ein Meßgerät, das man einfach nur anlegen muß, um dann sagen zu können, der ist besser und der ist schlechter.

Ein solches Meßgerät gibt es jedoch nicht. Wir Menschen können uns im Grunde genommen nicht miteinander vergleichen. Nicht nur, daß jeder Mensch in seiner Art einzigartig ist. Alle Menschen haben auch unterschiedliche Startbedingungen. Was für einen behinderten Menschen eine Höchstleistung sein kann, ist für einen nichtbehinderten Menschen ganz normal. Auch hängt es ganz von der Person ab, welche Eigenschaften sie für gut und welche sie für schlecht hält. Während für den einen Großzügigkeit eine gute Eigenschaft ist, ist sie für den anderen eine schlechte.

Sie werden immer gleich viel wert sein, gleichgültiig, wie sehr Sie sich in Ihrem Leben noch anstrengen werden. Ihr Ansehen bei den Menschen ist vielleicht mal größer vielleicht auch mal kleiner, Ihr Wert bleibt immer derselbe!

3. Ablehnung durch andere

Die Angst vor Ablehnung ist die wohl am weitesten verbreitete Angst der Menschen. Einer der Gründe, warum so viele Menschen davor Angst haben ist, daß sie glauben, eine Ablehnung bedeute, sie seien nicht liebenswert oder gar minderwertig. Stimmt das aber?

Wenn ein Bekannter zu Ihnen sagt: »Mit Dir kann ich nichts anfangen. Du bist mir zu wenig spontan«, heißt das dann, daß man tatsächlich nichts mit Ihnen anfangen kann? Über wen sagen die Worte Ihres Bekannten etwas aus? Über Sie oder den Bekannten? Meist denken die Menschen, daß die Reaktion des anderen etwas über sie aussage und sind deshalb deprimiert. Das ist jedoch ein schwerer Denkfehler. Tatsächlich sagen die Worte Ihres Bekannten hauptsächlich etwas über ihn aus. Er drückt damit aus, wie er sie sieht und welche Vorlieben er hat.

Nehmen wir an, Sie gehen auf den Markt und kaufen dort immer nur eine bestimmte Sorte Äpfel. Heißt das dann, daß die anderen Apfelsorten schlecht sind und nichts taugen? Heißt das dann, daß niemand die anderen Sorten mag? Nein! Das besagt nur, daß Sie eine bestimmte Sorte Äpfel bevorzugen, daß Sie diese am liebsten essen. Es gibt jedoch viele Menschen, die andere Apfelsorten lieber essen. Ihre Neigung, sich nur für eine bestimmte Sorte Äpfel zu entscheiden, sagt also nur etwas über Sie, den Käufer, nicht aber über die Äpfel aus.

Ist das nicht aus so mit Ihrem Bekannten? Wenn er Ihnen sagt, er könne nichts mir Ihnen anfangen und Sie seien ihm zu wenig spontan? Auch er drückt mit seinen Worten nur seine Vorlieben aus. Sein Urteil sagt nichts darüber aus, ob man mit Ihnen tatsächlich nichts anfangen kann. Es besagt auch nicht, daß Sie kein liebenswerter Mensch sind.

Als Autor und Verleger von Selbsthilfebüchern ging ich eines Tages in einen Buchladen. Ich hatte dem Besitzer vorab ein Exemplar meines Buches geschickt und hoffte nun, er werde es in sein Sortiment aufnehmen.
Als ich mich vorstellte, sagte er: »Ach, Sie sind Herr Merkle. Also wissen Sie, Ihr Buch ist ja wirklich das Letzte. So etwas Schlechtes habe ich in meiner ganzen Zeit als Buchhändler noch nicht gelesen.«
Im ersten Moment war ich erschrocken und wollte mich schon mit so Worten abwerten wie: »Mein Gott, wie schrecklich. Du muß ja wirklich ein schlechtes Buch geschrieben haben, wenn er so denkt. Du bist offensichtlich ein ganz miserabler Autor.« Ich machte mir jedoch klar, daß das nur seine Meinung war, die nichts darüber aussagte, ob mein Buch nun tatsächlich gut oder schlecht ist. Auf diese Weise fand ich schnell wieder meine Fassung und verabschiedete mich.
Hätte ich mir sein Urteil zu Herzen genommen, dann hätte ich mich wahrscheinlich nie mehr in eine Buchhandlung getraut und hätte wohl nie mehr ein Buch geschrieben. Ich wäre dann ziemlich deprimiert und verzweifelt gewesen.

Wenn andere uns oder unser Verhalten ablehnen, dann geht es nicht darum, daß wir uns einreden: »Ist mir doch egal, was er denkt.« Es geht nicht darum, die Meinung des anderen abzuwerten und als unwichtig abzutun.
Es kann sein, daß an der Meinung des anderen etwas dran ist. Das sollten wir erst prüfen, ehe wir uns dafür entscheiden, uns seiner Meinung anzuschließen oder sie als nicht richtig für uns zu halten. Selbst wenn wir uns aber dafür entscheiden, daß an der Meinung des anderen etwas dran ist, dann ist das noch kein Grund, uns dafür abzulehen. Was ist so schlimm daran, einen Fehler zu machen oder eine Schwäche zu haben?

Stellen Sie sich einmal einen Baum in der Natur vor, sagen wir einen Apfelbaum. Nun wissen Sie, daß wohl jeder Baum im Herbst gute und schlechte Früchte trägt. So auch unser Apfelbaum. Eine Reihe von

Äpfeln ist gut und schmackhaft, andere sind wurmig und faulig. Würden Sie nun sagen, daß unser Apfelbaum minderwertig oder gar wertlos ist, weil er einige schlechte Äpfel trägt? Wohl kaum. Sie würden sich an den guten Äpfeln erfreuen und vielleicht überlegen, wie Sie im nächsten Jahr den Ertrag steigern könnten. Oder aber Sie würden einfach akzeptieren, daß jeder Baum eben auch schlechte Früchte trägt.

Selbst wenn Sie in einem Jahr eine Mißernte hätten, würden Sie dann den Baum für minderwertig oder wertlos halten? Nein. Sie wären vielleicht enttäuscht, aber Sie würden den Baum nicht verurteilen oder gar fällen.

Nun übertragen Sie einmal unsere Geschichte mit dem Apfelbaum auf sich. Auch Sie haben einige »faulige Äpfel«. Es sind Ihre schlechten Angewohnheiten, Ihre Fehler und Mängel. Vielleicht sind Sie gehemmt und unsicher, sagen oft ja, wenn Sie nein sagen möchten, machen Fehler, vergessen wichtige Termine, sind von Zeit zu Zeit unpünktlich, gehen schnell an die Decke usw.

Warum verurteilen Sie sich dafür? Warum halten Sie sich für weniger wert als andere? Warum gehen Sie so hart mit sich ins Gericht?

Seien Sie ehrlich, verurteilen Sie andere, die die gleichen Fehler und Schwächen haben wie Sie, auch so hart?

Wahrscheinlich nicht. Anderen verzeihen Sie ihre Fehler, indem Sie sagen: »Das kann jedem mal passieren« oder »Irren ist menschlich«. Nur bei sich selbst dulden Sie keine Schwäche. Und nicht nur das: Sie sehen Ihre Schwächen wie unter einer Lupe, die alles vergrößert und aus Ihnen ein Ungeheuer macht.

Ich frage Sie: Finden Sie das gerecht?

Sind Sie etwas Besseres, so daß Sie es verdienen, daß man härtere Maßstäbe an Ihnen anlegt, als an andere?

Ich frage Sie: Sind Sie »Superman«, der alles kann und weiß?

Warum sind Sie sich gegenüber nicht ebenso freundlich und nett, wie Sie es einem Bekannten oder Freund gegenüber sind?

Ist das zuviel verlangt?

Ich meine, Sie sind auch nur ein Mensch und können sich als solcher auch erlauben, Fehler zu machen, ohne sich gleich als weniger wert oder minderwertig abzustempeln.

> Ich fordere Sie nur auf, sich selbst die aufmunternden und freundlichen Worte zu sagen, die Sie auch einem Bekannten oder Freund sagen würden. Das ist alles. Sind Sie sich selbst ein guter Freund. Wollen Sie es tun?

Wenn Sie lernen wollen, nicht deprimiert zu sein, dann müssen Sie lernen, sich zu akzeptieren und sich Ihre Fehler zu verzeihen.

4. Ihre Fehler und Schwächen

Jeder Mensch hat seine Fehler und Schwächen. Sie sind sicherlich keine Ausnahme. Was tun Sie aber, wenn Sie einen Fehler machen? Verurteilen Sie sich dafür oder verzeihen Sie sich diesen Fehler? Ärgern Sie sich über Ihre vermeintliche Dummheit und Fehlerhaftigkeit und sind deprimiert, oder gestehen Sie es sich zu, Fehler machen zu dürfen?

Nehmen wir an, Sie haben seit vier Wochen eine neue Arbeitsstelle. Die Arbeit interessiert Sie und Sie verstehen sich gut mit Ihren Kollegen. Da Ihre Tätigkeit sich von der vorherigen unterscheidet, müssen Sie sich erst einarbeiten. Sie sind darauf angewiesen, daß Ihnen Ihre Kollegen ab und zu weiterhelfen.

Eines Tages machen Sie einen Fehler und Sie erhalten von Ihrem Chef einen Verweis. Zurerst ärgern Sie sich über sich, dann aber sind Sie deprimiert.

Sie denken sich: »Die anderen können alles besser als ich.
Ich stell mich so dumm an.
Die anderen werden bestimmt denken, daß ich zu blöd bin, um meine Arbeit zu machen.
Sicher gehe ich ihnen mit meiner ewigen Fragerei auf die Nerven.
Ich bin einfach zu nichts zu gebrauchen.«

Sie verurteilen sich also für diesen Fehler und werten sich ab. Wieso? Haben Sie kein Recht einen Fehler zu machen? Schauen wir uns Ihre Gedanken einmal etwas näher an.

1. »Die anderen können alles besser als ich.«

Was meinen Sie, entspricht dieser Gedanke den Tatsachen? Ich bezweifle das sehr stark. Es mag sein, daß Ihre Mitarbeiter mehr Erfahrung haben, es mag sein, daß sie Ihnen einiges an Wissen voraus sind. Aber heißt das, daß sie *alles* besser können als Sie? Gibt es nichts, in dem Sie den anderen »überlegen« sind?

Selbst wenn dem so wäre, daß die anderen alles besser können, wäre das kein Grund für Sie, sich zu verurteilen. Oder erwarten Sie, daß Sie mit Ihren 4 Wochen soviel wissen müssen wie jene, die vielleicht schon Jahre oder Jahrzehnte in dieser Firma arbeiten? Dann verlangen Sie etwas Unmögliches von sich.

Was bedeutet es, wenn die anderen tatsächlich alles besser können? Heißt das dann, daß sie deshalb auch bessere Menschen sind, daß sie mehr wert sind als Sie?

Nein. Wenn Sie diese Schlußfolgerung ziehen, dann begehen Sie einen schweren Denkfehler. Ihr Können sagt absolut nichts über Ihren Wert als Mensch aus.

Realistisch betrachtet könnten Sie sich sagen:

Die anderen sind mir in puncto Erfahrung und Wissen auf dem einen oder anderen Gebiet etwas voraus. Das ist kein Wunder. Schließlich machen sie diese Arbeit schon länger als ich. Auch ihnen wird ab und zu ein Fehler unterlaufen. Es besteht kein Anlaß, mich für weniger wert zu halten. Ich bin lediglich wie jeder andere auch ein fehlerhafter Mensch.

2. »Ich stelle mich so dumm an.«

Ist das eine realistische Einschätzung Ihrer Person? Stimmt es, daß Sie sich dumm anstellen?

Nein. Sie stellen sich wie jemand an, der gerade vier Wochen eine neue Arbeit macht. Selbst wenn Sie sich aber dumm anstellen, was ist dann? Warum dürfen Sie sich nicht dumm anstellen? Weil Sie dann tatsächlich dumm wären? Wenn Sie diese Schlußfolgerung ziehen, dann vermischen Sie Ihr Verhalten mit Ihrem Wert als Mensch und das ist nicht hilfreich.

Realistisch betrachtet könnten Sie sich sagen:

Ich habe einen Fehler gemacht. Vielleicht war es ein dummer Fehler, aber deswegen bin ich kein dummer Mensch. Alle Menschen machen ab und zu dumme Fehler. Das zeigt nur, daß kein Mensch perfekt ist.

3. »Die anderen werden bestimmt denken, daß ich zu blöd bin für meine Arbeit.«

Entspricht das den Tatsachen? Können Sie Gedanken lesen? Woher wissen Sie, daß die anderen so denken?

Darauf gibt es nur eine Antwort. Sie können nicht wissen, wie die anderen denken. Sie vermuten das nur. Wie kommen Sie aber darauf, daß die anderen so schlecht von Ihnen denken könnten? Auch hier gibt es nur eine Antwort. Sie denken selbst von sich, daß Sie blöd sind und kommen deshalb erst auf die Idee, die anderen könnten so denken.

Realistisch betrachtet könnten Sie denken:

Ich weiß nicht, wie die anderen mich einschätzen. Es kann sein, daß Sie mich für blöd halten, aber das ist sehr unwahrscheinlich. Selbst wenn Sie so von mir denken, ist das nur ihre Meinung. Ich bin nicht blöd, nur weil ich einen Fehler gemacht habe.

4. »Sicher gehe ich ihnen mit meinen Fragen auf die Nerven.«

Entspricht das den Tatsachen oder vermuten Sie das nur? Sie spielen wieder Gedankenleser. Sie können nicht wissen, wie die anderen über Ihre Fragen denken, solange diese Ihnen das nicht gesagt haben.

Realistisch betrachtet könnten Sie sich sagen:

Ich weiß nicht, wie sie zu meinen Fragen stehen. Es kann sein, daß es sie stört, wenn ich sie etwas frage, aber genau weiß ich das nicht. Selbst wenn es so wäre, dann ist das trotzdem nicht schlimm. Ich kann nicht alles wissen. Es ist besser, ich frage, als daß ich Fehler mache.

5. »Ich bin einfach zu nichts zu gebrauchen.«

Was meinen Sie, ist das eine realistische Aussage? Stimmt es, daß Sie zu nichts zu gebrauchen sind?

Nein. Sie übertreiben gewaltig, indem Sie aus einem Fehler schlußfolgern, nichts richtig machen zu können. Bestimmt machen Sie nicht bei allem Fehler.

Realistisch betrachtet könnten Sie sich sagen:

Ich habe einen Fehler gemacht. Das ist keine Katastrophe und besagt nicht, daß ich alles falsch mache, was ich anpacke. Es gibt vieles, was ich gut mache. Ich brauche mich deshalb nicht gleich in Frage zu stellen, wenn etwas nicht so läuft, wie ich es gerne hätte.

Wir haben festgestellt, daß alle Gedanken unrealistisch waren. Vielleicht trifft das Beispiel nicht auf Sie zu. Ich bin mir jedoch sicher, daß Sie sich ähnliche Gedanken machen, wenn Sie sich bei einem Fehler ertappen und darüber deprimiert sind. Wenn Sie, wie in diesem Beispiel, Ihre Gedanken auf ihren Wahrheitsgehalt überpüfen, dann sind Sie auf dem besten Weg, Ihre Fehler zu akzeptieren und sich diese zu verzeihen. Das ist wichtig, denn Sie werden Fehler machen, solange Sie leben. Sie können aus ihren Fehlern lernen, aber Sie werden nie fehlerlos sein.

5. Wege zu einer positiven Selbstachtung

1. Akzeptieren Sie sich

Hören Sie auf, sich abzuwerten und sich zu verurteilen, sich als dumm, minderwertig und überflüssig anzusehen, sich einen Versager, eine Niete und eine Null zu nennen.

Sie müssen lernen, diese negativen Gedanken ein für alle mal aus Ihrem Kopf zu verbannen. Das bedeutet, daß Sie sehr wachsam sein müssen, um sich auf frischer Tat zu ertappen. Stellen Sie fest, daß Sie sich abwerten, dann stellen Sie Ihre Gedanken in Frage. Wenn Sie sich beispielsweise einreden: »Ich bin nicht so intelligent wie andere. Ich bin eine Null«, dann sollte es bei Ihnen klingeln: »Jetzt habe ich mich gerade wieder abgewertet. Damit will ich aufhören.« Sagen Sie sich bewußt: »Ich weiß nicht, wie intelligent andere sind, aber das ist auch egal. Wie intelligent ich bin, sagt absolut nichts über meinen Wert als Mensch aus. Ich kann mich achten und akzeptieren, einfach deshalb, weil ich mich dafür entscheide.«

Sie mögen es nicht, wenn andere Sie ablehnen und Ihnen negative Dinge sagen. Warum sagen Sie sich selbst all diese häßlichen Worte?

Wenn Sie anderen etwas sagen, dann überlegen Sie sich wahrscheinlich sehr genau, wie Ihre Worte beim anderen ankommen. Sie werfen ihm nicht unbekümmert Dinge an den Kopf, von denen Sie denken, er werde sie nicht verkraften.

Wie steht es aber mit Ihnen? Sind Sie bei der Wahl Ihrer Worte, die Sie zu sich selbst sagen, ebenso vorsichtig? Überlegen Sie sich auch, was Sie damit bei sich anrichten, wenn Sie sich einen Versager nennen?

Ich sage nicht, daß Sie sich belügen sollen. Ich sage nicht, daß Sie sich für den tollsten und besten Menschen halten sollen. Ich sage nur, hören Sie auf, sich selbst abzuwerten.

Sehen Sie Ihre Fehler und Schwächen als das an, was sie sind, als etwas Menschliches.

Sehen Sie Ihre Fehler realistisch, statt übertrieben und verzerrt.

Sehen Sie auch Ihre positiven Seiten.

Wenn es Ihnen wirklich ernst ist, eine positive Selbstachtung zu erlangen, dann machen Sie folgende kleine Übung.

Übung

a) Notieren Sie mindestens zehn positive Eigenschaften von sich. Seien Sie großzügig bei der Auswahl Ihrer positiven Seiten. Wenn Sie keine auf Anhieb finden, dann liegt das wahrscheinlich daran, daß Sie sie nicht sehen und anerkennen. Sie halten so manche Ihrer Eigenschaften von sich für selbstverständlich oder nichts Besonderes.

Sie können Dinge notieren wie: kann gut zuhören, bin großzügig, kann gut kochen, bin zuverlässig usw.

Schreiben Sie diese zehn positiven Seiten auf einen kleinen Zettel, den Sie immer bei sich tragen. Wenn Sie sich dabei ertappen, daß Sie sich wieder abwerten, holen Sie den Zettel heraus und lesen ihn durch.

Meine positiven Seiten und Eigenschaften sind:

1.
2.
3.
4.
5.
6.
7.
8.
9.
10.

b) Machen Sie sich eine Liste von all den Dingen, die Sie an sich nicht mögen.

Akzeptieren Sie die Dinge, die Sie nicht ändern können, wie zuviele oder zuwenige Haare, eine zu kleine oder zu große Statur usw.!

Bei Dingen, die Sie ändern können – und das sind die meisten – überlegen Sie, wie Sie das tun können. Wenn Sie sich für zu dick halten, machen Sie eine Diät, wenn Sie bisher häufig ja gesagt haben, weil Sie sich nicht trauten nein zu sagen, dann nehmen Sie sich vor, ein- bis zweimal in der Woche von Ihrem Recht Gebrauch zu machen, nein zu sagen. Erstellen Sie sich Ihr eigenes Persönlichkeitsverbesserungsprogramm und arbeiten Sie daran.

Denken Sie jedoch immer daran: Selbstveränderung braucht Zeit und Übung. Sie werden nicht auf Anhieb aus Ihren eingefahrenen Gleisen herauskommen. Haben Sie Geduld.

2. Loben Sie sich für Dinge, die Sie gut machen.

Klopfen Sich sich auf die Schulter, wenn Ihnen etwas gut gelingt. Falsche Bescheidenheit ist fehl am Platze. Seien Sie nicht zu kritisch. Loben Sie sich auch für kleine Schritte und nicht nur für ganz große Taten.

Machen Sie sich täglich mindestens einmal das Geschenk eines Lobes. Am Besten, Sie loben sich gleich jetzt. Tun Sie es!

3. Seien Sie sich ein guter Freund

Stellen Sie sich vor, ein Freund kommt zu Ihnen und klagt Ihnen sein Leid. Was würden Sie ihm sagen? Welche aufmunternden Worte würden Sie ihm mit auf den Weg geben?

Nun stellen Sie sich vor, Sie sind selbst dieser Freund. Sagen Sie sich genau dieselben freundlichen und aufmunternden Worte. Seien Sie zu sich ebenso nett wie zu anderen. Sie verdienen es!

4. Sind Sie dankbar

Es gibt soviel, wofür Sie dankbar sein können, und woran Sie sich freuen können.

Wissen Sie, wie es ist, wenn Sie Ihr Augenlicht verlieren? Stellen Sie sich einmal vor, Sie wären blind. Es würden Ihnen so viele Dinge entgehen, an denen Sie sich erfreuen könnten. Sie können gehen, wohin Sie wollen und wann Sie wollen. Wissen Sie, wie es ist, wenn Sie an einen Rollstuhl gefesselt sind? Sie können hören. Wissen Sie, wie es ist, taub zu sein?

Überlegen Sie einmal für einen Moment, wieviel Sie besitzen und was Sie alles damit tun können? Ist das nicht phantastisch? Ist das nicht schon Grund genug, sich zu freuen?

Oft wird es uns viel zu spät bewußt, was wir alles besitzen. Wir halten es für selbstverständlich und tun so, als ob wir eine Garantie hätten, daß wir alles für immer behalten werden. Niemand von uns hat jedoch eine solche Garantie und schon morgen kann es sein, daß wir darauf verzichten müssen.

Müssen wir aber erst etwas verlieren, um es schätzen zu lernen? Beginnen Sie jeden Tag damit, daß Sie sich darüber freuen, was Sie besitzen.

5. Lesen Sie die folgenden Worte einmal täglich.

Selbstachtung ist das Wertvollste, was ich besitzen kann. Deshalb entscheide ich mich ab heute dafür, mich nicht mehr zu verurteilen und abzulehnen. Ich akzeptiere mich so, wie ich bin mit all meinen Fehlern und Schwächen. Gute Leistungen werde ich annehmen und mich dafür loben. Es ist nicht so wichtig, was andere von mir denken. Viel wichtiger ist es, was ich von mir selbst denke. Ich bin einzigartig. Niemals zuvor gab es jemanden wie mich und es wir nie mehr jemanden geben wie mich. Wenn ich etwas nicht auf Anhieb schaffe, dann habe ich Geduld mit mir und probiere es noch einmal. Ich habe das Recht, mich gut zu fühlen, gleichgültig, was ich tue und wieviel ich tue. Ich bestimme, wie ich mich fühle.

Schreiben Sie sich diese Worte auf einen kleinen Zettel, den Sie immer bei sich tragen können. Werfen Sie während des Tages ab und zu einen Blick darauf und rufen Sie sich die Worte in Erinnerung.

Zusammenfassung

1.
Eine positive Selbstachtung ist das Wertvollste
was ein Mensch besitzen kann.

2.
Ihre Selbstachtung hängt nicht von Ihrem Äußeren,
Ihrer Leistung oder der Achtung anderer ab.

3.
Sie sind ein wertvoller und liebenswerter Mensch, nicht weil
andere das sagen, sondern weil Sie sich dafür entscheiden, ab
heute daran zu glauben und aus keinem anderen Grund.

4.
Erkennen Sie Ihre positiven Seiten an
und akzeptieren Sie Ihre Fehler.

5.
Sie sind einzigartig, so wie Sie sind. Es hat niemals einen
Menschen wie Sie gegeben und es wird niemals wieder solch einen
Menschen geben.

Zusammenfassung

Kapitel 6: Machen Sie Schluß mit Ihren Schuldgefühlen

Was ist ein Schuldgefühl?

Ein Schuldgefühl ist kein Gefühl im eigentlichen Sinne wie Freude, Ärger oder Trauer. Wenn wir sagen »Ich habe Schuldgefühle«, dann meinen wir damit den Gedanken: »Ich bin schuld daran, daß . . .«

Wir geben uns also die Schuld für etwas, was wir getan oder gesagt haben (aber glauben, nicht hätten sagen oder tun zu dürfen), oder für etwas, das wir versäumt haben (aber glauben, nicht hätten versäumen zu dürfen).

Die meisten Menschen gehen aber noch einen Schritt weiter. Sie verurteilen nicht nur ihr Fehlverhalten, sondern auch sich als Mensch. Sie halten sich dann für schlechte und minderwertige Menschen, die es verdienen, für ihre »Straftat« zu büßen. Das kann so weit gehen, daß Menschen sich als Bestrafung das Leben nehmen. Auf jeden Fall aber führen Schuldgefühle zu depressiven Verstimmungen und Ängsten.

Woher kommt es, daß Menschen so hart mich sich ins Gericht ziehen? Das kommt daher, daß viele Eltern Schuldgefühle als ein geeignetes Mittel ansehen, um ihre Kinder zu erziehen. Sie sagen Dinge wie:

»Du sollst dich was schämen. Wie kannst du mir nur so weh tun?«

»Du bringst mich noch ins Grab, wenn du so weiter machst.«

»Wegen dir bekomme ich noch einmal einen Herzinfarkt. Dann wird es dir schon leid tun, daß du so häßlich zu mir warst.«

»Du bist ein böser Junge. Wie kannst du deine Eltern nur so enttäuschen. Wir haben alles für dich getan, und das ist nun der Dank.«

Solche Worte verfehlen ihre Wirkung nur selten. Die meisten Kinder nehmen sich solche Worte sehr zu Herzen. Da sie naiv sind und in ihren Eltern meist ein Vorbild sehen, fragen sie nicht nach Sinn oder Unsinn solcher Worte. Sie halten sich dann wirklich für schlechte, undankbare und herzlose Menschen. Als Erwachsene flammen diese Schudlgefühle erneut auf, wenn man glaubt, andere Menschen enttäuscht zu haben.

Wenn ich Ihnen nun sage, daß es besser wäre, sich nicht für Ihr Verhalten zu verurteilen, dann stoße ich möglicherweise bei Ihnen auf Unverständnis. Sie meinen, man müsse sich schlecht fühlen und sich verurteilen, wenn man etwas Schlechtes getan hat.

Wenn man sich nicht schlecht fühlt und verurteilt, sei das gleichbedeutend damit, daß man sein Verhalten gutheiße.

Ich bin anderer Meinung.

Es gibt immer gute Gründe, warum Menschen das Falsche tun, versagen oder einfach sich daneben benehmen. Diese Gründe sind jedoch eher Anlaß, sich selbst und anderen zu verzeihen, als sich oder andere zu verurteilen.
Die häufigsten Gründe, warum sich Menschen falsch verhalten, sind Unwissenheit oder mangelnde Erfahrung und seelische Probleme.

Unwissenheit und mangelnde Erfahrung

Viele Eltern, insbesondere Mütter, machen sich bei der Erziehung ihrer Kinder Schuldgefühle. Wenn ihre Kinder Drogen nehmen, auf die schiefe Bahn geraten, Probleme in der Schule haben, schwanger werden oder persönliche Probleme haben, dann machen sich Eltern für das Fehlverhalten ihrer Kinder verantwortlich.

Sie werfen sich dann vor, zu streng oder zu nachgiebig gewesen zu sein, sich zu wenig um ihre Kinder gekümmert zu haben usw.

Ich stimme diesen Eltern meist zu, daß sie Fehler gemacht haben, betone aber gleichzeitig, daß ich absolut keinen Grund sehe, warum sie sich dafür verurteilen sollten.

> Was immer sie nämlich getan haben und wie sie es getan haben, sie haben es nach bestem Wissen getan. Sie haben nicht absichtlich Fehler gemacht, sondern wollten nur das Beste für ihre Kinder. Sie haben sich entweder so verhalten wie sie es von ihren Eltern gelernt haben oder wollten ihren Kindern Erfahrungen ersparen, die sie als Kinder oder Erwachsene gemacht haben.

Wieviele Eltern haben einen Kurs in Kindererziehung besucht?
haben gute Bücher zu diesem Thema gelesen?
haben gelernt, mit ihren eigenen Ängsten, Unsicherheiten und seelischen Problemen umzugehen?

Niemand kann etwas tun, was er nicht gelernt hat. Da die meisten Eltern wenig Erfahrung auf dem Gebiet der Kindererziehung haben, bleibt es nicht aus, daß sie Fehler machen.

Ingeborg kam zu mir in Therapie, weil sie starke Schuldgefühle plagten, die für ihre Depressionen verantwortlich waren. Sie hatte ihre Tochter Petra vor sechs Jahren in die Walldorfschule gegeben. Petra lernte jedoch sehr wenig, so daß die Schule den Eltern empfahl, ihre Tochter von der Schule zu nehmen.

Nun machte sich Ingeborg große Vorwürfe, indem sie sagte: »Ich hätte Petra nicht auf die Walldorfschule schicken dürfen. Ich hätte wissen müssen, daß das nicht gut gehen kann. Hätte ich doch nur auf meine Eltern gehört. Die haben gleich gesagt, daß das nichts für Petra ist. Ich bin Schuld, wenn jetzt nichts aus ihr wird und sie im Leben versagt. Ich bin eine schlechte Mutter. Ich hätte wissen müssen, was für mein Kind gut ist.«

Auf meine Frage, warum sie ihre Tochter damals in diese und keine andere Schule geschickt habe, antwortete Ingeborg:

»Weil mein Mann und ich davon überzeugt waren, daß diese Schule für unsere Tochter das Beste wäre.«

Ob sie damals gewußt habe, was dabei herauskommen könnte, fragte ich weiter. »Natürlich nicht«, antwortete sie.

Fordern Sie auch von sich:

- Ich hätte es wissen müssen?
- Ich hätte vorher erkennen müssen, daß es sich im Nachhinein als falsch herausstellt?
- Ich hätte keine Fehler machen dürfen.

Wenn ja, dann haben Sie sicherlich auch Schuldgefühle wie Ingeborg. Sie fordern jedoch etwas Unmögliches von sich. Kein Mensch kann in die Zukunft schauen. Kein Mensch kann wissen, was morgen sein wird. Deshalb können Sie auch nicht 100 %ig wissen, ob Ihre Entscheidungen, die Sie heute treffen, sich morgen als richtig oder falsch erweisen.

Wir alle können immer nur von dem ausgehen, was wir in diesem Moment wissen und für richtig halten. Da wir jedoch Menschen sind und als solche fehlerhaft sind, treffen wir von Zeit zu Zeit die falschen Entscheidungen.

Es ist töricht, sich für eine Eigenschaft zu verurteilen, die alle Menschen besitzen und die wir nicht gänzlich ausmerzen können. Wir können daran arbeiten, unsere Fehler zu verringern, aber es wird uns nie gelingen, fehlerlos zu sein!

Außerdem begeht Ingeborg noch einen anderen Denkfehler. Sie macht sich nämlich für das Versagen ihrer Tochter verantwortlich.

Ist sie das denn wirklich?

Ich meine nein! Woran lag es denn, daß ihre Tochter nicht mit der Schule zurecht kam? An der Mutter oder an der Schule? An keinem von beiden. Es lag an Petra selbst. Sie hatte nicht gelernt und zog es vor, sich zu vergnügen, obwohl ihre Mutter sie immer wieder anhielt, etwas zu tun. Petra hätte auf jeder anderen Schule auch versagt, wenn sie nicht gearbeitet hätte.

Deshalb sage ich, Petra selbst ist dafür verantwortlich.

Selbst aber wenn Sie mir in diesem Punkt nicht zustimmen und darauf bestehen, daß es ein Versagen der Mutter ist, dann sehe ich immer noch keine Grund, warum sie sich schuldig fühlen sollte.

Sicherlich, sie hätte dann einen Fehler gemacht und das ist bedauerlich und schade. Aber warum sollte sie diesen Fehler nicht machen? »Weil es für Petra besser gewesen wäre«, mögen Sie nun einwenden. Ich gebe Ihnen recht. Es wäre vielleicht besser gewesen. Aber nur weil es für Petra besser gewesen wäre, heißt das dann, daß ihre Mutter deshalb keinen Fehler machen darf?

Nein. Das ist genauso unlogisch, als würden Sie sagen: »Weil ich am Sonntag ein Picknick machen will, darf es nicht regnen.«

> Ebensowenig wie wir Einfluß darauf haben, ob es regnet, können wir nicht völlig vermeiden, einen Fehler zu machen. Wir können die Häufigkeit unserer Fehler verringern, indem wir aus ihnen lernen, aber wir können nicht immer vermeiden, daß wir Fehler machen. Deshalb ergibt es keinen Sinn, wenn wir uns für etwas verurteilen, das wir nicht vermeiden können.

2. Seelische Probleme

Vielleicht sagen Sie nun: »Schön und gut. Wenn man etwas nicht weiß oder keine Erfahrung darin hat, dann ist es noch zu entschuldigen, wenn man einen Fehler macht. Aber wenn jemand etwas tut und gleichzeitig weiß, daß es nicht richtig ist, dann ist das zu verurteilen und der Betreffende muß sich schuldig fühlen.«

Schauen wir uns den Fall eines 24jährigen Studenten an. Er kam aus gutem Elternhaus und hatte alle Annehmlichkeiten, die er sich wünschte. Anstatt sich aber auf sein Studium zu konzentrieren, zog er es vor, sich zu vergnügen. Obwohl er wußte, daß er sein Abschlußexamen nicht bestehen würde, lernte er nicht. Er lebte vom Geld seiner Eltern und ließ es sich gutgehen.

Vielleicht sind Sie der Auffassung, daß dieser junge Mann sich schämen sollte, sich auf Kosten seiner Eltern ein schönes Leben zu machen.

Warum tut ein junger Mann so etwas?
Der Grund bei ihm war, daß er große Angst hatte, nicht den hohen Erwartungen seiner Eltern zu genügen. Seine seelischen Probleme hinderten ihn daran, seine Fähigkeiten einzusetzen. Wenn er nichts tat, konnte er sein Versagen zumindest mit seiner Faulheit entschuldigen. Das war für ihn immer noch besser, als vielleicht sich und seinen Eltern eingestehen zu müssen, daß er möglicherweise nicht der intelligente Mann war, für den andere ihn hielten.

Sie sehen: Wir können sein Verhalten nicht damit entschuldigen, daß er nicht wußte, daß es falsch war, sich so zu verhalten. Er wußte es, aber seine seelischen Probleme machten es ihm schwer, sich anders zu verhalten.

Was für einen Sinn hätte es, wenn dieser junge Mann sich Schuldgefühle machen würde? Würden dadurch seine Versagensängste verschwinden. Würde er sich dann mehr auf sein Studium konzentrieren?

Nein! Durch seine Schuldgefühle würde er sich so deprimiert machen, daß er erst recht nicht in der Lage wäre, zu studieren.

Eine 35jährige Frau, die wegen depressiver Verstimmungen in meine Praxis kam, machte sich große Vorwürfe, weil sie wegen ihrer Depressionen in den letzten Monaten nicht mehr wie früher in der Lage war, sich um ihre Familie zu kümmern. Sie verurteilte sich dafür, daß sie häufig müde und energielos war und so ihre Hausarbeit nicht mehr in vollem Umfang bewältigen konnte. Da auch ihr sexuelles Interesse nachgelassen hatte, machte sie sich Vorwürfe, im

Sexuellen ihren Mann nicht mehr zufrieden stellen zu können. Sie hielt sich für eine schlechte Mutter und Ehefrau und dachte sie würde zu nichts mehr taugen und anderen nur noch Sorgen machen.

Auch hier sind es seelische Probleme, die für das Verhalten dieser Frau verantwortlich waren. Ihre Schuldgefühle verschlimmerten nur noch ihre Depressionen und trugen so dazu bei, daß sie noch weniger tat.

Vielleicht denken Sie nun: »Ist es denn nicht gefährlich, sich keine Schuldgefühle zu machen? Wo kommen wir denn hin, wenn sich niemand mehr Schuldgefühle macht? Dann macht jeder ohne Hemmungen, was er will.«

Ich bin anderer Meinung.

Menschen, die aus Unwissenheit oder aufgrund seelischer Probleme Fehler machen, tun das nicht absichtlich. Sie wollen weder sich noch anderen schaden.

Das heißt nun nicht, daß der Betreffende nicht für sein Verhalten verantwortlich ist. Ganz und gar nicht. Es ist sicherlich in seinem und auch in dem Interesse anderer, wenn er etwas gegen sein »Fehlverhalten« tut. Das kann er jedoch am besten ohne Schuldgefühle.

Schuldgefühle verhindern sogar häufig, daß Menschen sich verantwortungsbewußt verhalten. Dies wird sehr deutlich bei alkoholabhängigen Menschen. Sie wissen, daß sie sich und ihrer Familie durch ihr Trinken schaden. Sie machen sich Schuldgefühle und trinken dennoch weiter. Ihre Schuldgefühle haben lediglich die Aufgabe, nicht mit den Trinken aufhören zu müssen und dennoch vor sich als verantwortungsbewußt dazustehen.

Sich keine Schuldgefühle zu machen, setzen viele Menschen gleich mit uneinsichtig, herzlos, rücksichtslos, verantwortungslos, gefühllos und unbelehrbar zu sein.

Sind wird das aber wirklich, wenn wir uns weigern, uns für unser Verhalten zu verurteilen?

Ich meine nein!

Ich halte es eher für verantwortungsbewußt, wenn man zu seinen Fehlern steht und sich dazu bekennt, anstatt sich nur Vorwürfe zu machen. Wenn man sich nämlich Schuldgefühle macht, dann will man vor anderen sein »Fehlverhalten« verbergen, weil man Angst hat, die anderen könnten einen verurteilen. Auch lernt man dann nicht aus seinen Fehlern, weil man zu sehr damit beschäftigt ist, sich schuldig zu fühlen.

Sie sehen also: Wenn Sie sich Schuldgefühle machen, dann tun Sie niemandem damit einen Gefallen, am allerwenigsten sich selbst. Deshalb sage ich: Machen Sie Schluß mit Ihren Schuldgefühlen.

7 Wege, wie Sie Ihre Schuldgefühle abbauen können

1. Fragen Sie sich: »Habe ich absichtlich etwas Schlimmes getan? Wußte ich im Vorhinein, was dabei herauskommen wird?« Wenn nein, dann machen Sie sich klar, daß Sie nicht allwissend sind und nicht in die Zukunft schauen können. Sie können immer nur von dem ausgehen, was Sie im Moment wissen und was Sie für richtig halten.
2. Prüfen Sie, ob Sie unrealistische Anforderungen an sich stellen, wie etwa immer alles perfekt machen zu müssen. Machen Sie sich klar, daß Sie kein »Superman« sind, sondern wie jeder andere auch nur ein fehlerhafter Mensch.
3. Schauen Sie nach, ob Sie für andere Verantwortung übernehmen. Wenn sich Ihre Kinder daneben benehmen, oder Ihr Partner gekränkt ist, weil Sie keine Lust haben, mit ihm zu schlafen und Sie fühlen sich für die Gefühle des anderen oder sein Verhalten verantwortlich, dann sitzen Sie in der Schuldfalle.

   Sie können nicht bestimmen, wie andere sich fühlen und verhalten. Erinnern Sie sich an das ABC der Gefühle? Seine Gefühle und sein Verhalten bestimmt jeder ganz alleine durch die Art und Weise, wie er denkt.

   Denken Sie daran, daß Sie nur Ihre Gefühle und Ihr Verhalten steuern können, aber nicht die der anderen.

   Es geht nicht darum, daß es Ihnen gleichgültig ist, wie es dem andern geht. Es ist schade, wenn sich andere durch ihr negatives Denken Probleme machen, aber Sie können das nicht ändern. Sie können Rücksicht nehmen, wenn Sie wissen, daß der andere auf bestimmte Dinge empfindlich reagiert. Sie entscheiden jedoch, wieviel Sie von sich aufgeben möchten, wieviel Sie zurückstecken möchten. Selbst wenn Sie sich noch so sehr anstrengen, es allen immer Recht zu machen, es wird Ihnen nicht gelingen.

   Sieht man davon ab, daß Sie oft nicht wissen können, wie ein anderer etwas sieht und beurteilt, würden Sie sich und Ihre Wünsche darüber hinaus total zurückstellen und Sie wären sehr unzufrieden. Wenn man anderen immer alles recht machen will, dann hält man die anderen für wichtiger und wertvoller als sich.

4. Wenn Sie tatsächlich etwas Schlechtes getan haben, dann denken Sie daran, daß Sie sich dadurch nicht in einen schlechten Menschen verwandeln. Sie sind nie dasselbe wie Ihr Verhalten. Halten Sie sich die Geschichte mit dem Apfelbaum vor Augen!

5. Streichen Sie aus Ihrem Wortschatz Worte wie: »Ich sollte«, »Ich muß«, »ich darf nicht« usw. Ersetzen Sie diese Worte durch: »es wäre besser oder schöner« oder »ich würde gerne«.

   Sagen Sie sich:
   »Es wäre schön, wenn ich keinen Fehler machte«,
   statt
   »Ich darf keinen Fehler machen.«
   »Es wäre besser gewesen, wenn ich die Tafel Schokolade nicht gegessen hätte«,
   statt
   »Ich hätte die Tafel Schokoloade nicht essen dürfen.«
   »Es wäre besser gewesen, wenn ich die Geduld nicht verloren hätte«,
   statt
   »Ich hätte die Geduld nicht verlieren dürfen.«

   Wenn Sie so denken, dann bedauern Sie Ihren Fehler und sind vielleicht etwas enttäuscht, aber Sie sind nicht unangemessen deprimiert über Ihre Fehler.

6. Wenn Sie sich dabei ertappen, daß Sie sich Schuldgefühle machen, dann denken Sie daran, daß Sie dadurch nicht rücksichtsvoller oder menschlicher werden. Sich keine Schuldgefühle zu machen, bedeutet nicht, daß man herzlos oder gefühllos ist.

7. Hören Sie auf, sich zu sagen: »Ich hätte . . .«
   Sagen Sie stattdessen: »Ich habe . . ., weil ich es in diesem Moment für richtig gehalten habe. Was geschehen ist, ist geschehen.«

   Wenn Sie sich also beispielsweise sagen: »Ich hätte das nicht tun dürfen«, dann formulieren Sie diesen Gedanken um in: »Ich habe es getan, weil ich es in diesem Moment für richtig gehalten habe.«

   Dann überlegen Sie sich, wie Sie es eventuell wieder gutmachen und in Zukunft vermeiden können.

Sich durch Schuldgefühle zu bestrafen, ist eine sehr hartnäckige Angewohnheit. Sie müssen an sich arbeiten, um diese nutzlose Angewohnheit abzulegen.

Es kann Wochen und Monate dauern, bis Sie das geschafft haben. Haben Sie also Geduld mit sich und verurteilen Sie sich nicht, wenn es Ihnen nicht auf Anhieb gelingt.

Zusammenfassung

1.
Schuldgefühle sind ein vergeblicher Versuch,
das Geschehene rückgängig zu machen.

2.
Schuldgefühle sind ebenso sinnlos wie schädlich.

3.
Unwissenheit und seelische Probleme sind
die häufigsten Ursachen für Fehler.

4.
Sie können nur das tun, was Sie im Moment für richtig halten.
Da Sie nicht in die Zukunft schauen können,
machen Sie zwangsläufig Fehler.

5.
Sich keine Schuldgefühle zu machen, bedeutet nicht,
daß man skrupellos und gefühllos ist.

6.
Schuldgefühle helfen niemandem,
am allerwenigsten Ihnen selbst.

7.
Sich keine Schuldgefühle zu machen, ist kein Freibrief
für rücksichtsloses Handeln.

Kapitel 7. Werden Sie aktiv!

In den vorangegangenen Kapiteln haben Sie erfahren, welch wichtige Rolle Ihr Denken bei der Entstehung und Aufrechterhaltung Ihrer depressiven Verstimmungen spielt. Sie wissen, daß eine gesunde Selbstachtung und der Verzicht auf Schuldgefühle die Voraussetzung für ein depressionsfreies Leben sind.

Wenn Sie depressiv sind, dann neigen Sie sehr stark dazu, sich mehr und mehr von Ihrer Umwelt zurückzuziehen. Sie verringern die Kontakte zu ihren Mitmenschen, lassen Arbeiten, vor allem unangenehme, liegen oder schieben sie auf. Je mehr Sie sich hängenlassen, um so geringer wird Ihre Selbstachtung und um so größer werden Ihre Selbstzweifel. Sie kommen sich um so nutzloser und minderwertiger vor, je mehr Sie früher ein aktiver Mensch waren. Das kann so weit gehen, daß Sie überhaupt nichts mehr tun oder nur noch regunglos im Bett liegen. Nichtstun oder Inaktivität sind neben Selbstmordgedanken die gefährlichsten Begleiterscheinungen von Depressionen. Sie sind wie ein Gefängnis, in dem Sie Wärter und Gefangener zugleich sind.

Sie können diesen Teufelskreis nur durchbrechen, wenn Sie aktiv werden. Es ist nicht so wichtig, was Sie tun und wie Sie es tun. Wichtig ist nur, *daß* Sie etwas tun.

Bei dem Gedanken, etwas zu tun, kommen Ihnen möglicherweise eine Menge Einwände in den Sinn. Der häufigste Einwand ist:

»Aber wenn ich doch keine Lust habe und mir nichts Freude macht.«

Sie sind der Meinung, nur dann etwas tun zu können, wenn Ihnen auch danach zumute ist. Diesen Luxus können Sie sich in Ihrer Lage jedoch nicht leisten.

Wenn Sie darauf warten, bis Sie Lust haben, etwas zu unternehmen, dann warten Sie sehr wahrscheinlich vergebens. Sie kennen vielleicht den Spruch: Beim Essen kommt der Appetit. So ist es auch hier. Beim Tun erfahren Sie mit der Zeit ein gutes Gefühl und Befriedigung.

Das ist genauso, als wollten Sie Autofahren lernen und sich sagten: »Ich setze mich erst hinters Steuer und fahre, wenn ich keine Angst mehr habe und sicher fahren kann.« Mit dieser Einstellung werden Sie nie das Autofahren lernen. Sie wissen vermutlich noch, wie das früher bei Ihnen war. Sie mußten sich mit all Ihrer Angst und Unsicherheit hinters Steuer setzen und erst mit entsprechender Fahrpraxis haben Sie Ihre Angst und Unsicherheit verloren.

> **Seien Sie aktiv, auch wenn Ihnen nicht danach zumute ist und Sie sich am liebsten im Bett verkriechen würden. Überwinden Sie Ihre Unlust und Trägheit.**

Was gewinnen Sie dadurch?

Meine Erfahrung und die vieler meiner Kollegen zeigt immer wieder eines ganz deutlich: Wenn Sie sich dazu aufraffen, etwas zu tun, auch wenn Ihnen nicht danach zumute ist, dann ist das der erste Schritt zur Besserung. Ihre Stimmung bessert sich, Ihre Selbstachtung steigt, wenn Sie etwas erledigt haben und Sie bekommen Lust, mehr zu tun.

Für Ihre Abneigung und Ihre Antriebslosigkeit sind in aller Regel Ihre negativen Gedanken verantwortlich. Sie haben allerlei Gründe, warum Sie nach Ihrer Meinung nicht aktiv werden brauchen oder können.

Schreiben Sie einmal all diese Gedanken auf ein Blatt Papier, die Ihnen so durch den Kopf gehen, wenn Sie an die Erledigung einer für Sie unangenehmen Arbeit denken. Sie werden schnell erkennen, welche Stoplersteine Sie sich in den Weg legen, um sich die Lust an einer Sache zu nehmen.

. Die folgende Liste gibt Ihnen einige Anhaltspunkte für Ihre möglichen Hindernisse.

Stolpersteine auf dem Weg aus Ihrer Passivität

1. Vielleicht denken Sie: »Es bringt doch nichts. Das ist zu schwer. Das kann ich nicht. Andere können das besser. Ich fühle mich nicht danach. Es kostet mich zuviel Mühe.«

Solche Gedanken sind voreilige Schlußfolgerungen, die Sie erst einer genauen Überprüfung unterziehen sollten, ehe Sie ihnen Glauben schenken. Sie klingen zwar für Sie sehr überzeugend und realistisch, wenn Sie deprimiert sind, aber ich habe da so meine Zweifel.

Entsprechen sie den Tatsachen?
Woher wissen Sie, daß es nichts bringt, etwas zu tun?
Woher wissen Sie, daß es zu schwer für Sie ist, wenn Sie es nicht ausprobieren?

Hinterfragen Sie Ihre negativen Gedanken, die Sie entmutigen und die Sie davon abhalten, etwas zu tun. Stellen Sie ihnen eher positive Gedanken entgegen, die es Ihnen erleichtern, aktiv zu werden. Sie könnten sich sagen: »Ich kann es ja einmal ausprobieren. Ich habe es früher gekonnt, also werde ich es jetzt auch können. Ich werde es einmal probieren und dann werde ich schon sehen, ob es mir gelingt oder nicht«.

Wenn Sie so denken, dann fühlen Sie sich nicht nur besser, Sie erleichtern es sich auch, aktiv zu werden. Tun Sie einfach etwas und schauen Sie nach, wie es Ihnen dann geht.

Betrachten Sie es einmal so:

Wenn Ihnen Ihr Ofen im Winter Wärme spenden soll, dann müssen Sie ihm etwas zu brennen geben, Holz, Kohle oder Öl. Sie müssen also erst etwas investieren, ehe Sie davon einen Nutzen haben können. Wenn Sie sagen: Ofen wärme mich und dann gebe ich dir auch Öl, dann werden Sie in der Kälte sitzen und frieren.

Wenn Sie sagen, ich tue erst etwas, wenn mir danach zumute ist, dann geht es Ihnen so, wie mit dem Ofen. Sie müssen also erst etwas tun und dann geht es Ihnen besser.

2. Ihre Depressionen und Probleme erscheinen Ihnen wie ein unbezwingbarer Berg. Wenn Sie daran denken, welch weiter Weg noch vor Ihnen liegt, bis Sie Ihr Ziel erreicht haben, werden Sie ganz mutlos.

Wenn Sie nur an die Dinge denken, die noch vor Ihnen liegen, dann ersticken Sie jede Initiative in sich.

Das ist, wie wenn Sie lernen wollten, Marathonläufer zu werden und Sie bisher in Ihrem Leben noch nie Jogging gemacht haben. Bei dem Gedanken, 40 km an einem Stück zu laufen, sinkt auch das letzte Körnchen Lust.

Jeder Marathonläufer fängt jedoch klein an. Während er vielleicht erst nur 2 km laufen kann, werden es mit einiger Übung bald 5 km, dann 10 km usw. Er benötigt sehr viel Zeit und Training, bis er schließlich irgendwann einmal 40 km an einem Stück laufen kann.

Genauso ist es, wenn Sie Ihre Depressionen besiegen wollen. Auch Sie müssen trainieren und sich Stück für Stück voranarbeiten. Setzen Sie sich kleine Zwischenziele, wie etwa nur ein Zimmer putzen anstatt gleich die ganze Wohnung. An manchen Tagen wird es Ihnen leichter fallen, an manchen schwerer. Lassen Sie sich nicht entmutigen, wenn Sie einmal einen schlechten Tag haben.

3. Kleine Erfolge zählen für Sie nicht. Sie werten sie ab oder Sie sehen sie erst gar nicht. Sie sagen sich: »Was ist das schon, einen Brief schreiben oder einkaufen gehen. Früher habe ich viel mehr gemacht.«

Auf diese Weise nehmen Sie sich viel Energie fürs Weitermachen und entmutigen sich. Natürlich mag es sein, daß es Ihnen früher leichter gefallen ist und Sie viel mehr erledigt haben. Aber früher ist nicht heute. Was wirklich zählt, ist, was Sie unter den gegebenen Umständen erreichen und dafür kann es schon viel sein, wenn Sie solche »kleinen« Dinge tun. Loben Sie sich deshalb dafür. Erkennen Sie Ihre kleinen Fortschritte an.

4. Sie stellen überhöhte Anforderungen an sich. Sie meinen, Sie müßten Ihre Sache stets perfekt oder 101 %ig machen.

Das Streben der Menschen nach Vollkommenheit rührt meist von dem gutgemeinten aber unsinnigen Rat vieler Eltern:
»Wenn Du etwas nicht kannst, dann laß es sein.«

Sie wollen damit ausdrücken, daß man erst eine Sache anpacken soll, wenn man sie gut beherrscht. Fehler sind nicht erlaubt.

Ist das überhaupt möglich?
Wie kann man eine Sache beherrschen, ohne sie gelernt zu haben?
Und wie kann man etwas lernen, ohne Fehler zu machen?

Das geht nicht. Alle Menschen lernen durch »Versuch und Irrtum«, wie man in der Psychologie sagt. Das bedeutet, daß wir einen Weg probieren und erweist er sich als Irrtum, dann versuchen wir es auf andere Weise.

Oftmals denken wir, daß wenn wir perfekt sind, von anderen bewundert werden und beliebt sind. Häufig ist jedoch das Gegenteil der Fall. Scheinbare Perfektheit führt zu Ablehnung, weil die anderen von sich selbst wissen, daß sie nicht perfekt sind.

Wir alle lernen dadurch, daß wir Fehler machen. Fehler helfen uns, unsere Fähigkeiten zu verbessern und tragen dazu bei, daß wir Fortschritte machen.

Edison, der bekannte amerikanische Erfinder, wurde einmal nach 3 000 vergeblichen Versuchen, eine Glühbirne zu konstruieren, gefragt: »Herr Edison, wie kommt es, daß Sie nicht schon längst aufgegeben habe? Sie müssen doch ziemlich frustriert sein?« Herr Edison antwortete: »Nein, ich kenne jetzt 3 000 Wege, wie es nicht geht.«

Wenn Sie sich einmal umschauen, dann werden Sie feststellen, daß nichts und niemand perfekt ist. Sie werden überall Fehler entdecken. Auch dieses Buch, das Sie gerade lesen, ist nicht perfekt. Es wäre das erste perfekte Buch.

Selbst wenn wir einige Erfahrung in einer Sache haben, ist es unvermeidlich, daß wir uns irren und das Falsche tun. Denken Sie nur einmal an die Rechtschreibung. Können Sie von sich behaupten, alle Worte der deutschen Sprache richtig schreiben zu können? Die wenigsten Menschen sind in einem Bereich perfekt, geschweige denn auf mehreren Gebieten.

Geben Sie deshalb Ihr Streben nach Perfektionismus auf. Es ist wichtiger, daß man etwas tut, als daß man versucht, es perfekt zu machen. Möglicherweise befürchten Sie, daß etwas Schreckliches passieren wird, wenn Sie Ihren hohen Erwartungen an sich nicht gerecht werden. Sie denken, Ihre Mittelmäßigkeit habe schlimme Folgen. Das ist eine ganz normale Reaktion. Glauben Sie deshalb nicht Ihrem Gefühl.

5. Vielleicht haben Sie auch Angst zu scheitern. Um erst gar nicht in diese Lage zu kommen, bleiben Sie lieber passiv, so wie unser Student aus dem letzten Kapitel.

Denken Sie daran: Es gibt keinen lebenden Menschen, der nicht von Zeit zu Zeit scheitert und Fehler macht. Solange Sie leben, werden Sie Fehler machen. Das Leben besteht aus einem Auf und Ab, aus Siegen und Niederlagen. Das trifft erst recht auf etwas zu, das man neu lernt und worin man nicht geübt ist.

Wenn Sie so wollen, dann geht es Ihnen wie einem Kind, das laufen lernt. Es steht noch auf wackeligen Beinen und fühlt sich unsicher beim Gehen. Wenn es hinfällt, dann steht es einfach wieder auf und probiert es noch einmal.

6. Sie erwarten von sich, daß Sie mühelos und ohne Schwierigkeiten Ihr Ziel erreichen. Stoßen Sie auf ein Hindernis, sind Sie enttäuscht und wütend auf sich und geben auf.

In diesem Fall sind Sie das Opfer Ihrer geringen Frustrationstoleranz, wie man in der Psychologie sagt.

Hans, ein junger Mann, hatte ehe er depressiv wurde, jahrelang Jogging gemacht. Auf mein Betreiben fing er wieder damit an. Nach einer Woche täglichen Joggings kam er enttäuscht in meine Praxis. Er hatte es »nur« geschafft, 2 km an einem Stück zu laufen.
Er sagte: »Ich sollte eigentlich in einer besseren Verfassung sein. Jetzt habe ich eine Woche lang geübt und schaffe gerade 2 km. Das ist doch gar nichts.«

Warum sollte Hans in einer besseren Verfassung sein? Ist das überhaupt möglich? Ich sehe keinen Grund, warum es ihm gelingen sollte, besser zu sein, als er es war. Ich sehe jedoch einen gewichtigen Grund, warum er »nur« 2 km geschafft hatte. Schließlich hatte er fast ein Jahr lang nicht mehr geübt. Seine Gesundheit war durch seine depressiven Verstimmungen sehr in Mitleidenschaft gezogen. Seine Erwartung, innerhalb einer Woche wieder der Alte sein zu müssen, war einfach unrealistisch.

7. Bemitleiden Sie sich, wie schwer Sie es haben? Beklagen Sie sich, wie ungerecht die Welt ist?

Dann hören Sie schleunigst damit auf! Solche Gedanken sind sehr wenig hilfreich. Damit kommen Sie kein bißchen weiter. Das einzigste, was Sie dadurch erreichen, ist, daß Sie damit Ihren Zustand verschlimmern. Wollen Sie das?

Geben Sie nicht Ihrem Gefühl nach. Tun Sie gerade das Gegenteil davon. Wenn Ihnen danach zumute ist, sich ins Bett zu legen, dann bleiben Sie erst recht auf und tun Sie etwas.
Loben Sie sich für jede Aktivität. Auch das Durcharbeiten dieses Programms ist eine Aktivität, für die Sie sich an dieser Stelle ruhig einmal loben können.

Für die meisten meiner Patienten ist es sehr hilfreich, wenn sie sich einen Aktivitätenplan machen. Das ist ein Plan, auf dem Sie eintragen, was Sie jeden Tag erledigen wollen. Ein solcher Plan könnte so aussehen:

Aktivitätenplan

Datum: 9.6.1984

Uhrzeit	Aktivität
7– 9	aufstehen, frühstücken
10–11	einkaufen, auf die Bank gehen
11–12	Wohnzimmer putzen
12–13	Essen kochen
13–14	spazieren gehen
14–15	spazieren gehen
15–16	im Buch »Depressionen besiegen« lesen
16–17	Wohnung aufräumen
17–18	Freundin besuchen
18–19	Essen
19–20	Fernsehen
20–21	Plan für den nächsten Tag machen
21–24	zu Bett gehen

Verteilen Sie über den ganzen Tag Arbeit und Vernügen in gleicher Weise. Vermeiden Sie es, den ganzen Tag nur mit Pflichten und Aufgaben anzufüllen. Gönnen Sie sich ein paar Vergnügen. Gehen Sie ins Kino, kaufen Sie etwas Schönes, gehen Sie spazieren usw.

Machen Sie am Abend hinter jede Aktivität, die Sie erledigt haben, ein Plus (+)-Zeichen und hinter jede nicht erledigte Aktivität ein Minus (–)-Zeichen. Auf diese Weise sehen Sie schwarz auf weiß, was Sie erledigt haben. Das kann sehr wichtig sein, weil die Wahrnehmung depressiver Menschen oft trügerisch ist. Sie glauben oft, gar nichts getan zu haben, auch wenn es gar nicht stimmt.

Wenn Sie am Abend nicht alles erledigt haben, was Sie auf Ihrem Plan stehen haben, dann ist das okay. Sinn und Zweck dieses Planes ist es, Ihrem Leben wieder Inhalt und Struktur zu geben. Erlauben Sie diesem Hilfsmittel nicht, daß es Ihr Leben regiert. Seien Sie also flexibel, wenn unvorhergesehene Dinge es Ihnen nicht möglich machen, Ihren Plan einzuhalten.

Machen Sie diesen Plan immer am Abend zuvor. Ein solcher Plan ist um so wichtiger, je schwerer Sie depressiv sind. Scheuen Sie in diesem Fall deshalb nicht die Mühe, die Sie das Erstellen Ihres Planes kostet. Die Arbeit zahlt sich aus.

Was ist der Nutzen dieses Aktivitätenplanes?

Sie werden feststellen, daß es Ihnen mit der Zeit um so besser geht, je mehr Sie Ihre Zeit mit Tätigkeiten ausfüllen.

Nicht nur das. Sehr wahrscheinlich werden Sie insgesamt eine Besserung Ihrer depressiven Symptome feststellen. Sie werden besser schlafen, weniger unkonzentriert sein usw. Das ist eine Erfahrung, die viele depressive Patienten machen. Mit zunehmender Aktivität verbessert sich ihr körperliches und seelisches Wohlbefinden.

Menschen, die aktiv am Leben teilnehmen, sind so gut wie nie depressiv. Sie haben keine Zeit, um auf »dumme Gedanken« zu kommen, wie es ein Patient von mir einmal ausdrückte.

Werden Sie aktiv. Nicht nur damit es Ihnen besser geht. Jede Sache, die Sie erledigen, motiviert Sie, noch aktiver zu werden und mit etwas Zeit und Übung haben Sie Ihr Leben wieder im Griff. Sie werden überrascht sein, wieviel besser es Ihnen geht, wenn Sie aufhören, sich treiben zu lassen und das Steuer wieder fester in die Hand nehmen.

Zusammenfassung

1.
Ein wesentliches Kennzeichen von Depression ist Passivität.

2.
Wenn Sie aktiv werden, verbessern Sie Ihr seelisches und körperliches Wohlbefinden.

3.
Werden Sie aktiv, auch wenn Ihnen nicht dazu zumute ist. Sie müssen erst etwas tun und dann fühlen Sie sich besser.

4.
Räumen Sie hemmende und entmutigende Gedanken aus dem Weg. Sie blockieren wie ein umgefallener Baum die Straße zu einem Leben, das frei von Depressionen ist.

5.
Machen Sie sich einen Plan mit Aktivitäten, die Ihren Tag ausfüllen. Denken Sie auch an Dinge, die Ihnen Spaß machen.

6.
Rechnen Sie damit, daß es Ihnen nicht jeden Tag gleich gut gelingt, Ihr Leben besser in den Griff zu bekommen. Sie sind kein Mensch mit überirdischen Fähigkeiten.

7.
Nichts und niemand ist perfekt.

8.
Geben Sie Ihr Bestes, aber verlangen Sie keine Perfektheit von sich.

9.
Es ist wichtiger, etwas zu tun, als es gar nicht zu tun, weil man es nicht perfekt kann.

Kapitel 8: Mensch, ärgere Dich nicht

Auf den ersten Blick mag es Sie verwundern, in einem Buch über Depressionen auch ein Kapitel über Ärger zu finden. Der Grund dafür ist, daß es so gut wie unmöglich ist, deprimiert zu sein, ohne daß man Gefühle des Ärgers verspürt.

Schauen wir uns das an einem Beispiel an.

> Sabine arbeitet als Sekretärin. Eines Tages, Sabine will gerade Feierabend machen, kommt ihr Chef zu ihr und sagt:
> »Sie müssen unbedingt noch diese Briefe erledigen. Die müssen heute noch raus.«
> Sabine sagt, daß Sie Feierabend habe, aber das macht keinen großen Eindruck auf ihren Chef. Er besteht darauf, daß sie die Briefe noch erledigt.
> Sabine denkt sich: »Das ist eine Frechheit. Er weiß doch genau, daß ich Feierabend habe und nach Hause muß. Das ist eine bodenlose Ungerechtigkeit. Immer bin ich die Dumme. Mit mir kann man es ja machen. Ich bin mal wieder die Blöde.«

Sabine ärgert sich also über ihren Chef, beziehungsweise darüber, daß er ihr trotz Feierabend noch Arbeit auf den Tisch legte. Als sie merkte, daß ihr Widerspruch und Protest keinen Erfolg hatte, fühlte sie sich hilflos und ihrem Chef ausgeliefert. Schließlich ärgerte sie sich über sich selbst, weil sie es nicht geschafft hatte, sich gegenüber ihrem Chef durchzusetzen. Auf ihre vermeintliche Unfähigkeit, sich zu behaupten, reagierte sie schließlich damit, daß sie sich abwertete und für blöd hielt.

Diese Abfolge von Gedanken und Gefühlen ist bei fast allen depressiven Verstimmungen im Spiel.

1. Zuerst ärgert man sich über andere oder die Umstände
2. Dann stellt man fest, daß man nichts tun kann, um die Situation zufriedenstellend zu ändern. Man fühlt sich hilflos.
3. Dann ärgert man sich über seine Hilflosigkeit
4. und folgert dann daraus, minderwertig zu sein
5. Schließlich ärgert man sich noch mehr über sich selbst, daß man so dumm und unfähig war.

Sie sehen: Ärger spielt eine große Rolle bei Ihren depressiven Verstimmungen. Aus meiner Erfahrung mit Patienten weiß ich, daß Sie sich nicht immer bewußt sind, sich geärgert zu haben. Die ärgerlichen Gedanken und Gefühle laufen oft so blitzschnell ab, daß Sie nur das Ergebnis, Ihre Depressionen, verspüren. Wenn Sie jedoch einmal bewußt darauf achten, dann werden Sie feststellen, daß bei Ihnen intensive Gefühle des Ärgers mit im Spiel sind. Deshalb ist es für Sie wichtig, daß Sie lernen, Ihre Ärgergefühle unter Kontrolle zu bringen.

Viele Menschen glauben, daß sie nur zwei Möglichkeiten haben, mit ihrem Ärger umzugehen.

Während die einen ihren Ärger hinunterschlucken oder in sich »hineinfressen«, leben die anderen ihre Gefühle aus und zeigen sie.

Diejenigen, die ihren Ärger hinunterschlucken, leiden über kurz oder lang an den verschiedensten körperlichen Beschwerden. Sie bekommen Magengeschwüre, haben einen zu hohen Blutdruck, haben Herz- und Kreislaufbeschwerden usw.

Diejenigen, die ihrem Ärger freien Lauf lassen, bekommen zwar seltener körperliche Beschwerden, aber sie bekommen dafür häufig Probleme mit ihren Mitmenschen. Sie geraten durch ihr Auftreten in unerwünschte Konflikte und haben dadurch eine Menge Nachteile.

Wenn wir nun lediglich die Wahl hätten, unseren Ärger auszudrücken oder hinunterzuschlucken, dann würde ich sagen, es ist besser, seinen Gefühlen keinen Zwang anzutun und ihnen freien Lauf zu lassen. Das wäre dann die gesündeste Art, damit umzugehen.

Es gibt jeodch noch eine dritte Möglichkeit, die noch gesünder und hilfreicher ist, nämlich sich erst gar nicht zu ärgern. Wie und warum das möglich ist, möchte ich im folgenden erklären.

Ärger gehört für viele Menschen ebenso zum Alltag wie das tägliche Brot. Man möchte fast meinen, sich zu ärgern sei das Natürlichste der Welt.

Ist es das aber wirklich?

Ich meine nein!

Ärger ist meist ein ebenso nutzloses wie schädliches Gefühl. Die Wurzel dieses Übels liegt in Ihrem Denken. All Ihr Ärger wird verursacht durch Gedanken der nachfolgenden Art.

Gedanken, die Sie ärgerlich machen:
»Er sollte so etwas nicht sagen.«
»Er sollte mich nicht so behandeln.«
»Er hat kein Recht, so etwas zu tun.«
»Wie kann man nur so dumm sein.«
»Er sollte nicht so ungerecht sein.«

All diesen Gedanken ist gemeinsam, daß Sie dem anderen das Recht absprechen, sich so zu verhalten, wie er es tut. Sie erwarten oder fordern gar, daß alles nach Ihren Wünschen und Vorstellungen verlaufen muß. Ist das nicht der Fall, dann meinen Sie allen Grund zu haben, sich zu ärgern.

Muß man sich denn nicht aufregen, wenn ein Stau ist und man es zudem noch eilig hat, oder wenn die Kinder nicht gehorchen?

Nein, ganz und gar nicht. Wenn Sie aufhören, von anderen etwas Unmögliches zu fordern, dann werden Sie sich auch nicht ärgern.

»Wieso ist es denn etwas Unmögliches, von den Kindern zu fordern, sie sollten gehorchen? Man kann doch nicht alles durchgehen lassen«, werden Sie nun vielleicht erwidern.

Damit Sie verstehen, warum Sie etwas Unmögliches fordern, müssen Sie das Ursache-Wirkungs-Prinzip kennen: Wenn man zum Beispiel einer Blume kein Wasser gibt (Ursache), dann sollte sie verdursten und eingehen (Wirkung).

Wenn Sie sich nun darüber ärgern, weil Sie denken »die Blume hätte nicht eingehen dürfen, sie war so schön und teuer noch dazu«, dann fordern Sie etwas Unmögliches. Gleichgültig, wie lieb und teuer Ihnen diese Pflanze war, sie sollte eingehen. Oder kennen Sie eine lebende Pflanze, die man nicht zu gießen braucht und die dennoch wächst und gedeiht?

Übertragen auf uns Menschen heißt das:

Wenn ein anderer etwas tut, was Ihnen nicht gefüllt, dann sollte er das auch tun. Er sollte sich so verhalten, weil er für sein Verhalten einen bestimmten Grund hat (Ursache).

Nehmen wir noch einmal das Beispiel mit Sabine. Nach allem, was wir bis jetzt wissen, können wir sagen, daß ihr Chef sich genauso verhalten sollte, wie er es tat.

Und warum?

Weil er für sein Verhalten triftige Gründe hatte. Bestimmt war der Grund nicht der, daß er Sabine verärgern oder bestrafen wollte, indem er ihr noch Arbeit auf den Tisch legte. Er hatte sicherlich andere, für ihn gewichtige Gründe. So dachte er vielleicht: »Diese Briefe sind sehr wichtig. Wenn der Empfänger sie nicht rechtzeitig bekommt, dann kommt das Geschäft nicht zustande«, oder er dachte, »Sabine kann ruhig Überstunden machen. Sie wird schließlich auch gut bezahlt und da kann man erwarten, daß sie mehr tut, als in ihrem Vertrag steht.«

Wenn Sabine nun fordert, ihr Chef sollte ihr nach Feierabend keine Arbeit mehr geben, dann fordert sie etwas Unmögliches. Es ist deshalb unmöglich, weil ihr Chef dann anders gedacht haben müßte. Es ist nämlich völlig unmöglich, so zu denken, wie wir jetzt einmal angenommen haben und dann gerade das Gegenteil davon zu tun. Nur wenn Sabines Chef anders gedacht hätte, etwa »die Briefe können noch warten« oder »ich will nicht, daß Sabine Überstunden machen muß«, hätte er sich auch anders verhalten können.

Alle Menschen tun immer nur das, von dem sie überzeugt sind und was sie für richtig halten. Wenn Sie beispielsweise denken: »Dieses Buch ist Mist. Wie kann man nur so ein Buch schreiben«, was würden Sie dann tun? Sie würden es weglegen und nicht mehr hineinschauen. Wenn ich mich nun darüber aufregen würde und mich über Ihr Verhalten ärgern würde, weil ich vielleicht denke »Sie sollten nicht so schlecht von diesem Buch reden«, dann fordere ich etwas Unmögliches. Es ist unmöglich, daß Sie eine so negative Meinung von einem Buch haben und zugleich sich so verhalten, als ob es ein ganz tolles Buch wäre. Ihre Überzeugungen und Einstellungen bestimmen Ihre Gefühle und Ihr Verhalten.Das trifft auf Sie, mich und alle Menschen zu.

»Aber man kann sich doch nicht alles gefallen lassen«, werden Sie nun einwenden.

Damit haben Sie vollkommen Recht. Das sollen Sie auch nicht. Sich nicht zu ärgern, heißt nicht, alles gut zu finden, was andere tun. Sie können Ihre Meinung sagen, ja es ist sogar wichtig, daß Sie mitteilen, wenn Sie anderer Meinung sind. Das ist Ihr gutes Recht. Sie haben jedoch kein Recht darauf, daß andere Ihnen zustimmen und beipflichten. Sie können nicht bestimmen, wie andere zu denken haben und wie sie sich zu verhalten haben. Sie können versuchen, die anderen umzustimmen, so wie Sabine es versucht hat, als sie widersprach, aber Sie haben keine Garantie, daß der andere nachgibt.

Sie können nur sich und Ihre Gefühle kontrollieren, aber nicht das Verhalten und die Gefühle anderer Menschen.

Schauen wir uns noch ein Beispiel an.

Wenn Ihre Kinder zum wiederholten Male auf der Straße spielen, obwohl Sie ihnen das schon hundert Mal verboten haben, und Sie ärgern sich darüber und werden furchtbar wütend, dann fordern Sie von Ihren Kindern in diesem Moment etwas Unmögliches.

Sei es, weil sie nicht an Ihr Verbot denken, sei es, weil sie Ihr Verbot bewußt ignorieren, oder sei es einfach, weil sie nicht einsehen, daß es gefährlich ist, auf der Straße zu spielen. All Ihr Ärger ändert nichts an der Tatsache, daß Ihre Kinder schon wieder auf der Straße spielen.

»Aber wenn ich mich nicht aufrege, dann meinen die anderen doch, sie könnten mit mir machen, was sie wollen.«

Das ist ein weitverbreiteter Irrtum. Das Gegenteil ist oft der Fall. Nicht nur, daß Ihr Ärger verhindert, daß Sie einen kühlen Kopf bewahren können, um so das Beste aus der Situation zu machen, Sie liefern sich dem anderen dadurch aus.

Gerade Ihre Kinder merken sehr schnell, welches Ihre empfindlichen Stellen sind. Sie erkennen sehr rasch, wo man Sie treffen kann. Kinder machen sich oft ein Spiel daraus, das zu tun, wovon sie wissen, daß die Eltern es nicht mögen. Wenn Sie dann ärgerlich reagieren, triumphieren Ihre Kinder. Sie haben ihr Ziel erreicht.

Dieses Spiel verliert jedoch seinen Reiz, wenn Sie nicht mehr mitspielen, das heißt, sich nicht mehr ärgern.

> Indem Sie dem anderen in einem ruhigen aber bestimmten Ton sagen, daß Sie sein Verhalten nicht billigen, erreichen Sie oft mehr, als durch unkontrollierten Ärger.

So könnte Sabine mit ihrem Chef einmal ein ernsthaftes Wort sprechen. Sie könnte ihrem Chef sagen, daß sie es nicht für richtig hält, daß er sie nach Feierabend noch mit Arbeit eindeckt. Das würde ihr sicherlich am besten gelingen, wenn sie dabei ruhig wäre, statt damit beschäftigt zu sein, sich zu ärgern. Natürlich hätte sie keine Garantie, daß ihr Chef ein Einsehen hat. Beharrt er auf seinem Standpunkt, daß man von einer Sekretärin erwarten kann, daß sie Überstunden macht, dann hat Sabine nur die Möglichkeit, das zu akzeptieren oder sich nach einer anderen Stelle umzusehen. Möchte sie ihre Stelle behalten, dann ist es für sie sicherlich am gesündesten und hilfreichsten, wenn sie das Verhalten ihres Chefs akzeptiert und sich nicht mehr ärgert.

Oftmals ist es im Leben nicht möglich, etwas an einer Situation zu ändern. So etwa, wenn Sie in einen Stau geraten. All Ihr Ärger löst den

Stau nicht schneller auf und verhindert auch nicht, daß sich der Verkehr nicht wieder staut.

Was also bringt Ihnen Ihr Ärger?

Abgesehen davon, daß Sie langsam aber sicher auf ein schmerzhaftes Magengeschwür zusteuern, bringt er Ihnen nichts ein.

> Was Sie jedoch immer ändern können, ist Ihre Einstellung. Sie können sich dafür entscheiden, anders darüber zu denken. Sie können akzeptieren, daß die Dinge nicht so sind, wie Sie es möchten. Sie können sich klarmachen, daß es zwar wünschenswert wäre, wenn alles nach Ihren Wünschen und Vorstellungen verlaufen würde, daß Sie aber keinen Anspruch darauf haben. Sie können daran arbeiten, sich nicht aus der Ruhe bringen zu lassen, wenn andere nicht derselben Meinung sind wie Sie.

Ärger über sich selbst

Wie wir gesehen haben, ärgerte sich Sabine über ihre Hilflosigkeit. Sie nahm es sich übel, daß sie nicht in der Lage war, etwas zu unternehmen, das es ihr erspart hätte, Überstunden zu machen. Wir wissen nun, daß die Ursache ihres Ärgers in ihrem Denken liegt. Sie forderte nämlich von sich, sich anders verhalten zu müssen, als sie es tat.

Geht es Ihnen manchmal nicht auch so? Stellen Sie an sich nicht auch gewisse Forderungen und ärgern sich, wenn Sie diese nicht erfüllt haben?

Sie vergessen eine Rechnung zu bezahlen, werden dafür gemahnt und ärgern sich dann. Sie fordern von sich: Ich hätte daran denken müssen. Ich hätte das nicht vergessen dürfen.

Sie fordern etwas Unmögliches. Wie kam es dazu, daß Sie vergessen haben, die Rechnung zu bezahlen? Sie haben nicht daran gedacht. Und warum haben Sie nicht daran gedacht? Sie hatten andere Dinge im Kopf, Sie haben vielleicht gedacht, Sie hätten die Rechnung schon bezahlt usw. Auf jeden Fall gibt es einen triftigen Grund, warum Sie es versäumt haben, zu bezahlen. Und eben aus diesem Grund ist es unmöglich, daß Sie die Rechnung bezahlen konnten.

Das hat nichts mit Dummheit zu tun. Alle Menschen vergessen Dinge und wenn sie noch so wichtig sind.

Sie gehen in ein Restaurant, bestellen ein Filetsteak und bekommen ein ganz normales Schnitzel. Als der Ober Sie fragt, ob es Ihnen geschmeckt hat, sagen Sie ja. Insgeheim ärgern Sie sich darüber, daß Sie zu schüchtern waren, um das Schnitzel zurückgehen zu lassen. Sie werfen sich vor: »Ich hätte mir das nicht bieten lassen sollen. Ich hätte mich beim Ober beschweren müssen.« Zu allem Unglück verurteilen Sie sich jetzt auch noch, indem Sie denken: »Was bist du doch für ein Häufchen Elend. Du kannst noch nicht einmal den Mund aufmachen und sagen, was dir nicht gefällt. Du bist doch wirklich das Letzte. So jemand Blöden wie dich gibt es nicht noch einmal.«

Wenn wir fragen, warum Sie sich nicht beschwert haben, dann gibt es darauf eine einfache Antwort: Sie hatten Hemmungen. Sie dachten sich vielleicht: »Der Ober wird bestimmt schlecht von mir denken, wenn ich mich beschwere«, oder »es gehört sich nicht, sich zu beschweren« oder »vielleicht war es doch ein Filetsteak, und dann steh' ich ganz schön blöd da«. Wie dem auch sei, auf jeden Fall haben Sie es sich durch Ihr Denken unmöglich gemacht, sich anders zu verhalten. Es ist unmöglich, sich zu beschweren und gleichzeitig so negativ zu denken. Sie fordern also etwas Unmögliches von sich.

Wie steht es nun mit Ihren abwertenden Worten über sich?

Abgesehen davon, daß sie überflüssig sind, machen Sie sich mit solchen Worten nur depressiv. Warum dürfen Sie keine Hemmungen haben? Und wieso sind Sie das Letzte, wenn Sie sich nicht getrauen, sich zu beschweren? Meinen Sie, der einzige Mensch auf der Welt zu sein, der Hemmungen hat und von Zeit zu Zeit das Falsche tut? Realistisch betrachtet sind Sie nicht mehr und nicht weniger als ein fehlerhafter Mensch. Eine Ihrer Schwächen ist es, Hemmungen zu haben. Ist das ein Grund, so streng mit sich umzugehen? Nein! Sie können daran arbeiten, selbstsicherer zu werden. Fangen Sie am besten gleich an. Machen Sie ein ABC von einer Situation, in der Sie sich nicht selbstsicher verhalten haben und ersetzen Sie Ihre negativen und hemmenden Gedanken durch realistische und selbstbehauptende Gedanken. Wenn Sie daran arbeiten, können Sie es das nächste Mal besser machen.

Wenn Sie sich das nächste Mal dabei ertappen, daß Sie sich über sich ärgern, dann halten Sie sich vor Augen, daß es seine Gründe hatte, warum Sie sich so und nicht anders verhalten haben. Überlegen Sie, wie Sie das nächste Mal vermeiden können, denselben Fehler noch einmal zu machen. Das ist alles, was Sie tun können.

Kann Ärger nicht auch hilfreich sein?

Viele Menschen denken, daß sie eine gewisse Portion Ärger benötigen, um überhaupt etwas zu ändern. Sie denken, Ärger sei für sie eine Art Ansporn oder eine Aufforderung, etwas zu unternehmen. Sie glauben, daß man nur dann etwas tut, wenn man unter einem gewissen Druck steht.

Dem muß jedoch nicht so sein. Man muß sich nicht ärgern, damit sich etwas ändert. Es genügt, daß es einem wichtig ist, etwas zu ändern, um dafür eintreten zu können. Wenn Ihnen jedoch ein gewisses Maß an Ärger hilft, um auf Touren zu kommen und er Sie nicht lähmt, wie das bei Sabine der Fall war, dann mag für Sie der Ärger ein brauchbares Mittel sein. Das ist Ihre Entscheidung, wie überhaupt es bei Ihnen liegt, ob Sie sich weiterhin ärgern wollen oder nicht.

Ich kann Ihnen nur aus meiner eigenen Erfahrung sagen, daß es möglich ist zu lernen, sich kaum mehr zu ärgern und trotzdem kein Opportunist zu sein.

Wie Sie Ihren Ärger aus Ihrem Leben verbannen können

1. Ändern Sie Ihre Einstellung!
   So hätte Sabine sich beispielsweise sagen können: »Mir gefällt nicht, daß mein Chef mir jetzt noch Arbeit gibt. Ich würde lieber nach Hause, zu meiner Familie gehen. Aber es bringt mir absolut nichts, wenn ich mich jetzt darüber aufrege. Ich werde bei Gelegenheit mit meinem Chef darüber sprechen und vielleicht hat er ein Einsehen. Wenn nicht, dann ist es das Beste, wenn ich akzeptiere, daß mein Chef eine andere Einstellung zur Arbeit hat, als ich. All mein Ärger macht mir nur das Leben und die Arbeit schwer.«
2. Streichen Sie aus Ihrem Wortschatz das Wort »sollte« und ersetzen es durch Worte wie: »Es wäre schöner«, »es wäre angenehmer«, »es wäre besser« usw.
   Wenn Sie sich beispielsweise über sich ärgern, weil Sie eine teure Vase zerbrochen haben, dann sagen Sie sich: »Es wäre schöner gewesen, wenn mir das nicht passiert wäre. Nun ist es passiert und all mein Ärger und Kram ändert daran nichts mehr. Das nächste Mal werde ich vorsichtiger mit einem so guten Stück umgehen.«

3. Machen Sie sich immer wieder klar, daß andere ein Recht auf ihre Meinung haben, auch wenn sie noch so falsch ist. Die anderen haben das Recht, sich zu irren und Fehler zu machen. Das trifft natürlich auch auf Sie zu.
4. Wenn Sie sich ärgern, dann denken Sie daran, daß Sie keine Marionette sind, an deren Fäden andere nur zu ziehen brauchen und schon ärgern Sie sich.
   Sie können bestimmen, wie Sie sich fühlen.
5. Machen Sie jetzt gleich einmal ein ABC von einer Situation, in der Sie sich immer wieder ärgern. Vielleicht haben Sie auch so einen Chef wie Sabine, vielleicht regen Sie sich im Straßenverkehr über rücksichtslose Autofahrer auf. Wählen Sie irgendeine Situation und analysieren Sie sie mit Hilfe der beiden Regeln für realistisches Denken.
6. NotierenSie sich auf einem Zettel: Ich lasse mir von niemandem diesen Tag ruinieren. Ich weiß, daß es viele Menschen gibt, die das heute versuchen werden, aber ich entscheide mich dafür, mich heute nicht aus der Fassung bringen zu lassen.
   Heften Sie diesen Zettel an den Spiegel in Ihrem Bad, und lesen ihn jeden Morgen. Am Besten, Sie machen sich gleich noch einen zweiten Zettel, den Sie immer bei sich tragen und auf den Sie während des Tages ab und zu mal einen Blick werfen können.
7. Lächeln Sie, wenn Sie sich dabei ertappen, daß Sie sich ärgern wollen. Sie werden es üben müssen, aber Sie werden feststellen, daß Lächeln ein einfaches und wirkungsvolles Mittel ist, um Ihren Ärger zu unterbinden.

Zusammenfassung

1.
Häufiger und starker Ärger ist ungesund und nicht hilfreich.

2.
Sie müssen sich nicht ärgern. Sie können lernen, sich gegen diesen Bazillus immun zu machen.

3.
Wenn Sie sich ärgern, dann fordern Sie in diesem Moment von sich oder einem anderen etwas Unmögliches.

4.
Andere haben wie Sie ein Recht auf die eigene Meinung.

5.
Das Denken der Menschen bestimmt ihre Gefühle und ihr Handeln.

6.
All Ihr Ärger hilft, nichts zu verändern, das können nur Ihre Taten.

7.
Sie sind keine Marionette. Sie kontrollieren Ihre Gefühle.

Kapitel 9: Verlust und Depression

Im Leben jedes Menschen gibt es einschneidende Ereignisse. Die häufigsten Ereignisse dieser Art sind der Verlust eines geliebten Menschen und der Verlust des Arbeitsplatzes durch Entlassung oder Pensionierung.

Viele Menschen reagieren auf solche Veränderungen in ihrem Leben mit mehr oder weniger starken Depressionen. Spricht man mit diesen Menschen, dann hört man immer wieder, daß sie es für ganz normal halten, gefühlsmäßig so stark betroffen zu sein. Ist es aber wirklich normal, depressiv zu reagieren, wenn man seinen Arbeitsplatz oder seinen Partner verliert?

Natürlich sind solche Ereignisse kein Anlaß zur Freude. Ich schlage auch nicht vor, bei solchen Anlässen positiv zu denken und sich gut zu fühlen. Nein, ganz und gar nicht. Ganz sicherlich ist es angemessen und gut, wenn man bedrückt und traurig ist. Traurigkeit ist eine angemessene Gefühlsreaktion auf den Verlust eines Menschen oder einer Sache. Depressionen dagegen sind unangemessene Gefühle. Sie beruhen auf der verzerrten und nicht-realistischen Sicht einer Situation.

1. Verlust eines geliebten Menschen

Täglich lassen sich viele Menschen scheiden oder trennen sich von ihrem Partner. Täglich sterben Menschen aufgrund ihres Alters oder einer Krankheit. Meist bleibt ein Mensch zurück, für den dieser Verlust sehr schmerzlich ist. Wie gut und ob er überhaupt darüber hinweg kommt, hängt ganz davon ab, was für ihn der Verlust seines Partners bedeutet und welche Schlußfolgerungen er daraus für sich zieht.

Ingrid kam zu mir wegen starker depressiver Verstimmungen. Ihr Mann hatte sie vor einem Monat verlassen. Nach zehn Jahren war sie das erste Mal wieder alleine. Ihre Gefühle waren eine Mischung aus Wut, Verzweifelung, Schuldgefühlen und Traurigkeit. Lesen Sie, was sie dachte:
»Dieser undankbare Schuft. Die ganzen Jahre habe ich zu ihm gehalten und für ihn gesorgt und jetzt tut er mir das an. Womit habe ich das verdient? Ich kann ohne ihn nicht leben. Ohne ihn ist mein Leben leer und sinnlos. Wer will schon eine sitzengebliebene Frau mit zwei Kindern? Ich werde nie mehr einen Mann finden. Ich bin Schuld daran, daß er mich verlassen hat. Ich hätte mir mehr um ihn kümmern müssen. Ich ertrage es nicht alleine zu sein.«

Vielleicht befinden Sie sich in einer ähnlichen Lage wie Ingrid und empfinden das Gleiche. Dann ist es für Sie um so wichtiger, daß Sie die folgenden Seiten sehr aufmerksam verfolgen. Wenn Sie sich Ingrid's Gedanken einmal genau anschauen, was meinen Sie? Sind sie realistisch? Stimmen sie mit der Wirklichkeit überein?

Schauen wir uns einmal einige Gedanken etwas näher an.

a) »Ich kann ohne ihn nicht leben.«

Was meinen Sie? Entspricht dieser Gedanke den Tatsachen? Nein. Ingrid übertreibt offensichtlich. Sie kann ohne ihren Mann leben, auch wenn es ihr die erste Zeit schwerfallen mag. Für jeden Menschen ist es eine Umstellung, wenn er nach Jahren oder Jahrzehnten der Partnerschaft alleine ist. Diese Umstellung fällt um so schwerer, je mehr man sich auf den anderen verlassen hat und je mehr der andere für einen da war. Mir ist jedoch niemand bekannt, der ohne seinen Partner nicht hätte leben können.

Wenn Ingrid so negativ denkt, macht sie es sich nur schwer, mit ihrem Alleinsein fertig zu werden. Sie ist dann so deprimiert, daß sie vielleicht sogar denkt, sich das Leben zu nehmen.

b) »Es ist meine Schuld, daß er mich verlassen hat. Ich hätte mich mehr um ihn kümmern müssen.«

Ist es tatsächlich Ingrids Schuld, daß ihr Mann sie verlassen hat? Wenn wir Ingrids Mann fragen würden, warum er seine Frau verlassen hat, dann würde dieser sicherlich einige für ihn gewichtige Gründe nennen. Er würde vielleicht sagen: Meine Frau denkt nur an sich, ich finde sie nicht mehr so attraktiv wie früher, sie kümmert sich zu wenig um mich, sie ist zu dick, sie ist sexuell nicht mehr anziehend usw.

Ist es Ingrids Schuld, daß ihr Mann etwas an ihr auszusetzen hat? Nein. Sie entspricht einfach nicht oder nicht mehr den Vorstellungen ihres Mannes. Sicherlich, Ingrid hätte sich in einigen Dingen ändern können, hätte mehr auf ihren Mann eingehen können.

Das hätte sie aber nur tun können, wenn
sie gewußt hätte, daß ihr Mann etwas an ihr auszusetzen hat.
sie bereit gewesen wäre, sich zu ändern.
sie gewußt hätte, wie sie sich ändern kann.
es in ihrer Macht gelegen hätte, sich zu ändern.

Im Fall von Ingrid war es so, daß sie nicht wußte, daß ihr Mann etwas an ihr auszusetzen hatte. Ihr Mann hatte sie zwar ein paarmal auf ihre Kleidung angesprochen und sie hatten auch von Zeit zu Zeit Streit, aber Ingrid machte sich darüber keine großen Gedanken, da sonst »ja alles in Ordnung war«, wie sie dachte.

Deshalb meine ich, daß Ingrid keine Schuld trifft. Beim Auseinanderbrechen einer Partnerschaft sind immer beide Partner beteiligt. Selbst wenn Ingrid der größere Teil der Verantwortung trifft, kann sie an der Trennung nichts mehr ändern, auch wenn sie sich noch so starke Schuldgefühle macht.

Sie kann aus dieser Erfahrung lernen, indem sie sich in der nächsten Partnerschaft, falls sie eine solche eingehen will, mehr mit ihrem Mann über dessen Erwartungen unterhalten. Auf diese Weise kann sie vielleicht vermeiden, daß ihr Partner sich gefühlsmäßig von ihr entfernt, ohne daß sie es bemerkt.

Wenn sie sich verurteilt, dann tut sie niemandem einen Gefallen, weder ihrem Mann noch sich selber. Mit ihren Schuldgefühlen erreicht Sie nur, daß sie deprimiert ist. Damit macht sie es sich sehr schwer, mit der Trennung fertig zu werden.

c) »Ohne ihn ist mein Leben leer und sinnlos.«

Ist Ingrids Leben ohne Partner tatsächlich sinnlos? Nein. Vor ihrer Heirat hat Ingrid ihr Leben sicherlich nicht für leer und sinnlos gehalten. Sie hat ihr Alleinsein damals nicht so pessimistisch gesehen wie heute nach ihrer Trennung. Wenn sie so denkt, dann übertreibt sie damit und macht ihre Situation schlimmer als sie ist. Sie kann beginnen, ihrem Leben wieder einen Sinn zu geben und das unabhängig von ihrem Mann.

d) Wer will schon eine sitzengelassene Frau mit zwei Kindern?

Mit dieser Frage will Ingrid ihre Überzeugung ausdrücken, daß kein Mann auf dieser Welt sich mit einer geschiedenen Frau einlassen will. Stimmt das? Bedeutet geschieden zu sein, daß man für alle Zeit alleine sein muß, weil niemand sich für einen interessiert? Auch hier sieht Ingrid zu schwarz. Bestimmt gibt es viele Männer, die sich in der gleichen Lage befinden wie Ingrid und die wieder heiraten oder zumindest einen Partner suchen wollen.

e) »Ich ertrage es nicht, alleine zu sein.«

Ist dieser Gedanke Ingrids realistisch? Kann Sie es tatsächlich nicht ertragen, alleine zu sein oder übertreibt sie damit? Ingrid sieht auch hier viel zu schwarz. Es kann sein, daß ihr das Alleinsein schwerfällt; es kann sein, daß ihr das Alleinsein schwerfällt, aber es ist bestimmt nicht so, daß sie es nicht ertragen kann.

Wenn sie sich so etwas einredet, dann macht sie sich ihre Situation nur noch schlimmer und beschwerlicher.

Sie sehen also: Ingrids Gedanken sind durchweg negativ und stimmen nicht mit den Tatsachen überein. Natürlich ist eine Trennung kein Anlaß zur Freude und es ist nur verständlich, wenn man enttäuscht und traurig ist. Der Verlust eines geliebten Menschen hinterläßt eine Lücke. Zuviel Gemeinsames hat man erlebt und geschaffen, zuviel verbindet einen, als daß man seine Abwesenheit nicht vermissen würde. Es ist deshalb ganz verständlich, wenn man für eine gewisse Zeit betrübt und traurig ist. Depressiv wird man erst dann, wenn man wie Ingrid aus einer Trennung eine Katastrophe und eine Frage von Leben und Tod macht.

Sie fühlen wie Sie denken. Wenn auch Sie von einem Partner getrennt leben und darüber deprimiert sind, dann notieren Sie sich jetzt einmal all Ihre Gedanken, die Ihnen so durch den Kopf gehen, wenn Sie daran denken, alleine zu sein. Fragen Sie sich dann bei jedem einzelnen Gedanken: Entspricht dieser Gedanke den Tatsachen? Stellen Sie fest, daß Ihre Gedanken negativ sind, dann formulieren Sie eine realistische Alternative und prägen sich diese gut ein. Wenn Sie sich dabei ertappen, daß sich ihre alten und negativen Gedanken wieder bei Ihnen einschleichen, dann halten Sie ihnen Ihre realistische Alternative entgegen. Sie werden das bestimmt öfter tun müssen. So einfach lassen sich Ihre negativen Gedanken nicht aus Ihrem Kopf vertreiben.

Wenn Sie depressiv sind, dann liegt das nur an Ihren unrealistischen und übertrieben negativen Gedanken. Wenn Sie sich besser fühlen wollen, dann müssen Sie Ihre Einstellung ändern.

Was tun am Wochenende?

Wenn Sie alleine sind, dann sind für Sie die Wochenenden vielleicht ein besonderes Greuel. Es kann sogar sein, daß es Ihnen am liebsten wäre, es gäbe überhaupt keine Wochenenden. Sie vergraben sich an diesen Tagen in Ihrer Wohnung, obwohl Sie vor Langeweile fast »umkommen«. Sie getrauen sich nicht aus Ihren vier Wänden, weil am Wochenende viele Paare unterwegs sind und Sie daran erinnert werden, daß Sie alleine sind.

Es gibt nur eine Lösung für Ihre Situation. Sie müssen aktiv werden. Begeben Sie sich unter andere Menschen, nehmen Sie am Leben teil, anstatt sich von ihm auszuschließen.

Schauen Sie einmal nach, welche Gedanken Sie veranlassen, Wochenende für Wochenende zu Hause zu bleiben. Liegt es vielleicht daran, daß Sie glauben, als Frau nirgendwo alleine hingehen zu können, weil andere Ihnen ansehen könnten, daß Sie alleine und vielleicht auf Männersuche sind?

Selbst wenn andere Ihnen das ansehen könnten – ich habe da so meine Zweifel, ob das überhaupt geht – was wäre daran so schlimm? Haben Sie kein Recht, sich nach einem Partner umzuschauen, wenn Sie das möchten? Ist es eine Schande, einen anderen Menschen zu suchen, mit dem man sein Leben und seine Erfahrungen teilen kann? Nein, das ist das Natürlichste auf der Welt. Lassen Sie sich nicht durch solche unrealistischen Gedanken davon abhalten, Ihrem Wunsch, am Leben teilzunehmen, nachzugehen.

Schauen Sie nach, welche negativen Gedanken Sie davon abhalten, alleine in ein Lokal oder ein Café zu gehen. Fragen Sie sich, ob diese Gedanken realistisch sind. *All Ihre Ängste und Befürchtungen existieren nur in Ihrem Kopf.*

Vielleicht reden Sie sich ein, die anderen könnten denken, Sie würden nichts »taugen«, denn sonst wären Sie nicht alleine. Das ist Unsinn. Ob Sie nun Ihr Partner verlassen hat oder ob er gestorben ist, Sie sind auch ohne ihn wertvoll und liebenswert. Ganz abgesehen davon können andere Ihnen nicht ansehen, warum Sie alleine weggehen.

Wenn Sie einen Partner suchen und nichts dafür tun, einen kennenzulernen, dann ist es nicht verwunderlich, wenn Sie alleine bleiben. Wenn Sie darauf warten, daß ein Märchenprinz an Ihre Tür klopft, dann warten Sie vergebens! Sie müssen etwas dafür tun und weggehen, damit Sie jemanden finden können oder jemand Sie finden kann.

Sie können ins Theater, in den Park, zu Musikveranstaltungen, ins Museum oder in ein Kaffee gehen. Sie können Ausflugsfahrten machen, die von Reiseunternehmen angeboten werden und gar nicht teuer sind. Vielleicht gibt es in Ihrer Stadt auch ein sogenanntes »Freizeittelefon«. Sie können dort Mitglied werden und haben dann Gelegenheit, sich mit anderen Menschen zu treffen, wann und so oft sie wollen. Das ist keine Partnerschaftsvermittlung, sondern lediglich die Möglichkeit, jemanden kennenzulernen, der wie Sie Unterhaltung sucht.

Vielleicht denken Sie nun: »Das klingt ja alles ganz schön, aber das kann ich nicht. Ich habe nichts zu bieten, ich bin nicht in der Stimmung dazu, ich bin nicht attraktiv genug.« Wenn Sie aktiv werden wollen, dann streichen Sie das Wort »aber« aus Ihrem Wortschatz.

Wenn Sie bei allem immer nur »ja, aber . . .« sagen, dann ist das der sicherste Weg, um sich in Ihrer Passivität zu halten. Sie können bei allem, was Sie bisher gelesen haben, Einwände haben und so vor sich rechtfertigen, warum ausgerechnet Sie dieses oder jenes nicht tun können. Auf diese Weise können Sie so bleiben wie Sie sind, ohne sich Vorwürfe machen zu müssen.

Wenn Sie »ja, aber« sagen, dann wollen Sie sich nicht ändern. Schauen Sie einmal nach, mit welchen Gedanken Sie sich die Möglickeit verbauen, sich zu ändern.

Einsamkeit und was dagegen zu tun ist

Viele Menschen, die von ihrem Partner durch Tod oder Scheidung getrennt werden, fühlen sich einsam. Selbst wenn sie unter anderen Menschen, Freunden oder Bekannten sind, fühlen sie sich einsam.

Einsamkeit hat nichts mit Alleinsein zu tun. Das Gefühl der Einsamkeit entsteht immer dann, wenn Menschen ihr Alleinsein beklagen und sich bedauern. Einsamkeit hat etwas mit Selbstmitleid zu tun. Menschen, die sich einsam fühlen, finden es wie Ingrid ungerecht, daß ihnen so etwas passiert. Sie tun sich selbst leid, wenn sie andere Menschen sehen, die einen Partner haben.

> Die einsamsten Menschen auf der Welt sind jene, die sich nur mit sich selbst beschäftigen. Sobald Sie sich für andere Menschen und Dinge interessieren, bekommt Ihr Leben wieder einen Sinn und Ihre Einsamkeit verschwindet.

Einsamkeit ist eine Krankheit, die Sie vermeiden oder überwinden können, wenn Sie aktiv sind. Machen Sie Pläne für Ihr weiteres Leben. Überlegen Sie sich, was Sie schon immer tun wollten und nicht getan haben, weil Ihnen die Zeit oder die Möglichkeiten dazu gefehlt haben. Wollten Sie schon immer reisen, mehr Freunde haben, sich weiterbilden? Dann ist jetzt der Zeitpunkt gekommen, wo Sie all das tun sollten.

Hören Sie auf, sich in Gedanken mit der Vergangenheit zu beschäftigen. Hören Sie auf, sich mit negativen und trübsinnigen Gedanken das Leben unnötig schwer zu machen.

Leben Sie heute und verwenden Sie Ihre ganze Energie auf das, was Sie heute tun können.

Nehmen Sie am Leben teil, anstatt sich von ihm zurückzuziehen und sich zu bemitleiden!

Wenn Sie Ihr Schneckenhaus verlassen und andere Menschen kennenlernen, dann werden Sie überrascht sein, wie vielen es ähnlich ergeht.

Die wachsende Zahl der Heirats- und Partnervermittlungsstellen sind ein Beweis dafür, daß immer mehr Menschen den Wunsch haben, einen Partner zu finden.

2. Verlust des Arbeitsplatzes

Leistung und berufliches Weiterkommen haben einen hohen Stellenwert in unserer Gesellschaft. Das ist nicht verwunderlich. Schon als Kinder hören wir von unseren Eltern und Lehrern, daß man es im Leben zu etwas bringen muß, wenn man angesehen und geachtet sein will.

Wir lernen, daß der Wert eines Menschen nach seiner Leistung beurteilt wird. Menschen, die nicht arbeiten, taugen nichts und leben nur auf Kosten der anderen.

Ich erinnere mich noch sehr gut an meine Kindheit. Wie oft habe ich von meinen Elter die Worte gehört: »Lern, daß etwas aus Dir wird, damit Du es im Leben mal zu etwas bringst.«

Die Botschaft in diesen Worten ist klar: Bringst du es zu nichts, dann bist du auch nichts.

So ist es nicht verwunderlich, daß der Verlust des Arbeitsplatzes für viele Menschen ein einschneidendes Ereignis ist. Sie betrachten es als ein persönliches Versagen und einen sozialen Abstieg. Mit Ihrer Arbeit verlieren sie gleichzeitig auch ihre Selbstachtung und damit ihr Selbstvertrauen.

Dieter, einer meiner Patienten, hatte seine Arbeitsstelle verloren. Aus Angst, die Nachbarn könnten es bemerken, ging er vier Wochen lang jeden Morgen zur gewohnten Zeit aus dem Haus und kam erst abends wieder zurück. Auf diese Weise hoffte er, seine Entlassung vor den anderen geheim halten zu können. Selbst den engsten Bekannten und Freunden sagte er nichts aus Angst, er würde auf Ablehnung stoßen.

Peter, ein Chemiestudent, besuchte über ein Jahr lang keine Vorlesungen an der Universität, da ihm das Studium keinen Spaß machte. Er ließ seine Eltern jedoch weiterhin im Glauben, daß er studiere. Er hatte große Angst, daß ihn seine Eltern verurteilen und ablehnen würden, wenn er ihnen mitteilte, daß er nicht studieren und stattdessen einen handwerklichen Beruf erlernen wolle.

Peter, Dieter und Petra, die Sie bereits in Kapital 3 kennengelernt haben, haben eines gemeinsam: Sie sind der Auffassung, ohne Arbeit weniger wert zu sein als andere.

Hängt der Wert eines Menschen tatsächlich davon ab, was und wieviel er arbeitet? Kann man den Wert eines Menschen überhaupt daran messen? Hinge der Wert eines Menschen von seiner Leistung ab, dann müßten alte Menschen und Kinder wertlos sein. Aber das ist natürlich Unsinn. Es gibt keine objektiven Maßstäbe, mit denen sich der Wert eines Menschen beurteilen läßt.

Auch wenn die Leistung eine hohe Bedeutung in unserer Gesellschaft hat, was ich durchaus nicht verurteile, so sagt sie dennoch nichts über den Wert eines Menschen aus. Die Leistung eines Menschen sagt vielleicht etwas über seinen »Marktwert« aus, das heißt, wieviel er für eine Firma wert ist. Sie sagt aber nichts darüber aus, wieviel er als Mensch für andere, etwa seinen Partner bedeutet.

Würden Sie Ihren Partner, der seine Arbeit verloren hat, verstoßen und nicht mehr mit ihm zusammen sein wollen? Sicherlich nicht. Er hat noch andere Qualitäten und Vorzüge, die Sie an ihm schätzen und um derentwillen Sie ihn achten.

> Sie sind immer soviel wert, wie Sie von sich halten. Auch wenn Ihr Ansehen und Ihr Prestige bei anderen gering ist, so können Sie sich dennoch dafür entscheiden, sich als wertvoll anzusehen. Die Meinung anderer kann Ihnen nichts anhaben. Entscheidend ist einzig und allein, was Sie von sich denken.

Wayne Dyer, ein amerikanischer Psychologe, wurde einmal gefragt, was er für das Wichtigste im Leben halte. Er antwortete: Die Fähigkeit, glücklich und zufrieden zu sein.

Es gibt viele Menschen, die hohes Ansehen genießen und dennoch unglücklich sind. Ein Patient sagte mir einmal: »Was nützt mir all mein Geld und mein Erfolg, wenn ich unglücklich bin? Ich würde auf all das gerne verzichten, wenn ich wieder lachen und zufrieden sein könnte.«

Wenn Sie aufhören, Ihren Wert von Ihrer Leistung abhängig zu machen, dann sind Sie nicht deprimiert, wenn Sie nicht befördert werden, nicht soviel Geld verdienen wie Ihr Nachbar oder arbeitslos sind.

Wenn Sie ohne Arbeit sind, dann bringt es Sie nicht weiter, wenn Sie das arme Opfer spielen und die Gesellschaft für Ihre Lage verantwortlich machen. Nutzen Sie diese Zeit, Sie können sich mehr um Ihre Familie kümmern, Ihren Hobbies nachgehen oder sich weiterbilden. Dadurch erhöhen Sie vielleicht Ihre Chance, neue Arbeit zu finden. Ganz sicherlich aber füllen Sie damit die Zeit mit einer sinnvollen Tätigkeit aus.

Werden Sie aktiv und bringen Sie Leben in Ihr Leben.

Zusammenfassung

1.
Wenn Sie von Ihrem Partner getrennt sind, ist es völlig normal, wenn Sie bedrückt und traurig sind.

2.
Achten Sie jedoch auf Ihre Gedanken. Nur allzu leicht verfallen Menschen in schwere Depressionen, weil sie ihr eigenes Leben in Frage stellen.

3.
Geben Sie Ihrem Leben wieder einen Sinn, indem Sie es mit neuem Leben und Aktivitäten anfüllen.

4.
Isolieren Sie sich nicht. Gehen Sie unter Menschen und nehmen Sie am Leben teil.

5.
Der Wert eines Menschen hängt nicht von seiner Arbeit oder seiner Leistung ab.

6.
Sie sind immer soviel wert, wie Sie von sich halten.

Kommentar. Dann [illegible] es sich, dass Sie [illegible]
[illegible]
[illegible] Sie [illegible]
Werden Sie [illegible]

Zusammenfassung

1.

Wenn Sie von Ihrem Partner [illegible], ist es wichtig, dass Sie [illegible]

2.

[illegible]

3.

[illegible]

4.

[illegible]

5.

Der Wert [illegible]

6.

[illegible]

Kapitel 10: Angst und was Sie dagegen tun können

Ein Buch über depressive Verstimmungen wäre nicht vollständig, wenn nicht auch ein paar Worte über Angst gesagt würden. Menschen, die unter depressiven Verstimmungen leiden, neigen nämlich sehr häufig zu verschiedenen Ängsten. Ihre angstauslösenden Gedanken kreisen um ihre Gesundheit, die Kinder, den Partner, ihren Beruf und andere Menschen und Dinge.

Unsere Angst ist ein Überbleibsel unserer Vorfahren. Angst ist ein Gefühl, das sich in verschiedenen Bereichen unseres Körpers äußert:

1. Herz und Atem werden beschleunigt.
2. Die Muskulatur wird angespannt.
3. Magen und Darm reagieren.

Das Gefühl der Angst hat eine wichtige Aufgabe. Es warnt uns, daß wir in Gefahr, vielleicht sogar in Lebensgefahr sind. In unserer heutigen Zeit gibt es jedoch kaum mehr Gefahren, die unser Leben bedrohen, wie es bei unseren Vorfahren der Fall war. Es gibt keine wilden Tiere mehr, vor denen wir auf der Hut sein müssen. Dennoch hat der Mensch die Fähigkeit beibehalten, sich zu ängstigen.

Die heute am häufigsten vorkommenden Ängste, die Menschen haben, sind die Angst vor Ablehnung und die Angst zu versagen. Beide Male ist weder die Gesundheit noch das Leben des Menschen bedroht. Die Angst ist in diesen Fällen deshalb nicht nur unangebracht, sondern auch sehr schädlich. Ich sage das allen Ernstes, obwohl ich weiß, daß Sie nun vielleicht laut protestieren.

Sich in große Angst oder gar in Panik zu versetzen, ist ebenso nutzlos wie ungesund. Starke Angst oder Panik lähmt unseren Körper und macht uns unfähig, einen klaren Gedanken zu fassen. Angst ist nur sinnvoll, wenn es um unser Leben geht. In allen anderen Fällen ist sie nicht nur schädlich, sondern auch sehr hinderlich.

Sie hindert den Menschen
seine Fähigkeiten zu entfalten.
seine Ziele zu verfolgen und zu erreichen.
glücklich und zufrieden zu sein.

Es würde den Rahmen dieses Buches sprengen, wenn ich näher auf die verschiedenen Ängste einginge. Ich werde mich deshalb darauf beschränken, Ihnen einige Wege aufzuzeigen, wie Sie Ihre Ängste besiegen können.

Was Sie gegen Ihre Ängste tun können

1. Überprüfen Sie Ihre Gedanken

Es ist so gut wie unmöglich, daß Sie Angst verspüren, ohne sich ängstigende Gedanken zu machen. Wenn Sie Angst haben, reden Sie sich ein, daß etwas Gefährliches und Schreckliches bevorsteht. All Ihre Ängste existieren nur in Ihrem Kopf. Es sind Ihre Gedanken, mit denen Sie sich das Leben schwermachen.

a) Der erste Schritt ist, daß Sie alle Ihre Gedanken notieren, die Ihnen durch den Kopf gehen, wenn Sie angespannt und ängstlich sind. Dann hinterfragen Sie diese Gedanken und schauen nach, ob sie mit den Tatsachen übereinstimmen. Wenn nein, dann formulieren Sie eine realistische Alternative, die Ihnen hilft, ruhiger zu werden.

Brigitte versetzte sich in große Angst und Panik, daß sie möglicherweise Krebs bekommen könne. Sie ging mindestens einmal pro Woche zum Arzt und ließ sich untersuchen. Sie war völlig gesund, aber die Worte ihres Arztes überzeugten sie nicht. Sie hatte so Angst davor, daß sie sich auf nichts mehr konzentrieren konnte. Ihre Familie litt darunter, da Brigitte über nichts anderes mehr sprach, als über Krebs. Bei Ihrer Arbeit konnte sie sich nicht konzentrieren, weil sie mit ihren Gedanken woanders war. Auf meine Frage, was sie denke, um sich so in Angst zu versetzen, antwortete sie: »Ich könnte Krebs bekommen und das wäre ganz schrecklich. Was sollen meine Kinder ohne mich machen?«
Dann sprachen wir darüber, wie wahrscheinlich es ist, daß sie Krebs bekommen würde. Sie sagte: »Vielleicht 50 %«. Dann fragte ich sie, wie wahrscheinlich es ist, daß sie daran sterben würde und wieder sagte sie »ca. 50 %. Darauf erklärte ich ihr, daß nach ihrer Berechnung zu 25 % die Chance bestände, an Krebs zu erkranken und daran zu sterben.
Der nächste Schritt war, daß wir uns darüber unterhielten, was für einen Sinn es habe, sich über die Möglichkeit des Eintretens eines solchen Ereignisses Sorgen zu machen. Brigitte stimmte mir zu, daß es absolut unsinnig ist, sich über etwas in Panik zu versetzen, worüber man keine Kontrolle hatte. Ich empfahl ihr dann, daß Sie sich weigern sollte, weiterhin diesen Gedanken nachzugehen. Jedes Mal, wenn sie sich dabei ertappte, sollte sie sich sagen: »Es bringt mir nichts, wenn ich darüber nachdenke. Ich mache mich damit kaputt und schade meiner Gesundheit. Deshalb höre ich jetzt damit auf.«

Brigitte gelang es mal besser, mal schlechter. Je mehr sie sich aber darin übte, um so besser gelang es ihr. Auf einem kleinen Zettel notierte sie sich diese realistischen Gedanken. Diesen Zettel trug sie immer bei sich und, wenn nötig, schaute sie darauf. Auf diese Weise erreichte sie, ihre Angst vor Krebs zu besiegen.

b) Ist das, wovor Sie Angst haben, nicht nur möglich, sondern auch sehr wahrscheinlich, dann überlegen Sie sich, ob und wie Sie die Gefahr abwenden können. Geht das nicht, dann machen Sie einen Plan, auf dem Sie notieren, was Sie im Falle dieses Ereignisses tun wollen.

Wenn Sie beispielsweise allen Grund zu der Annahme haben, daß Sie entlassen werden könnten, dann überlegen Sie sich, welche konkreten Schritte Sie unternehmen können, wenn Sie tatsächlich arbeitslos werden. Sie könnten sich etwa schon jetzt beim Arbeitsamt nach freien Stellen erkundigen. Sie könnten sich umhören oder umschauen, ob und wo es etwas Passendes für Sie gibt usw.

> »Ich weiß, daß es Blödsinn ist, mich immer wieder mit solchen Gedanken zu quälen. Ich kann aber einfach nicht abschalten«, sagen meine Patienten häufig.

Damit meinen sie, daß ihnen, fast zwangshaft, immer wieder dieselben ängstigenden Gedanken durch den Kopf gehen, ohne daß sie etwas dagegen unternehmen können.

Wenn es Ihnen trotz großer Bemühungen nicht gelingt abzuschalten, und es Ihnen auch nicht gelingt, sich zumindest für kurze Zeit mit etwas zu beschäftigen, das Sie ablenkt, dann sollten Sie einen Therapeuten aufsuchen. Es kann nämlich sein, daß Sie dann unter »Zwangsgedanken« leiden, mit denen Sie alleine nicht fertig werden können.

Sie benötigen Zeit und Übung, um Ihre negativen Gedanken aus Ihrem Kopf zu verbannen. Angstauslösende Gedanken sind sehr hartnäckig. Die meisten Menschen sind nämlich so erzogen, daß man sich nicht genug sorgen kann, wenn ein drohendes Ereignis bevorsteht.

2. Entspannen Sie sich

Ein wirksamer Weg, sich von Anspannung und Angstgeühlen zu befreien ist, sich zu entspannen. Es gibt eine ganze Reihe von Entspannungsverfahren. Das bekannteste ist das Autogene Training. Ich möchte Ihnen eine kleine Atemübung vorstellen, die Ihnen gute Dienste leisten kann. Sie kann Ihnen helfen, Ihre Angstgefühle zu verringern oder sie erst gar nicht so groß werden zu lassen.

Spontanentspannung:

Atmen Sie etwas tiefer ein, als Sie das gewöhnlich tun. Dann atmen Sie in einer Bewegung wieder aus, *ohne* den Atem anzuhalten. Wenn Sie ausgeatmet haben, halten Sie Ihren Atem für ca. 6 bis 10 Sekunden an. Finden Sie selbst heraus, welche Zeit für Sie am angenehmsten ist. Zählen Sie in Gedanken langsam von 1 bis 6 oder 10. Nachdem Sie den Atem für diese Zeit angehalten haben, atmen Sie wieder ein, atmen aus, *ohne* den Atem anzuhalten und halten dann wieder den Atem für 6 bis 10 Sekunden an.
Sprechen Sie beim Ausatmen leise das Wort »ruhig«.
Wiederholen Sie diese Atemübung für die Dauer von 2 bis 3 Minuten oder solange, bis Sie deutlich ruhiger geworden sind.

Bei einer derartig geringen Atemhäufigkeit ist es so gut wie unmöglich, sich nicht zu entspannen. Diese kleine Atemübung wirkt schon beim ersten Mal. Sie müssen sie also nicht erst wochenlang trainieren, um ihre entspannende Wirkung zu verspüren.

Sie können diese Atemübung auch als Einschlafhilfe benutzen. Sie ist unschädlich und kann Ihnen den gleichen Erfolg bringen wie eine Schlaftablette.

3. Nutzen Sie Ihre Vorstellungskraft

Es gibt Menschen, die verfügen über eine ausgeprägte Vorstellungskraft. Sie können sich Dinge, über die sie nachdenken, bildlich so vorstellen, als liefe gerade ein Film ab. Wenn Menschen diese Fähigkeit dazu benutzen, um sich negative Dinge vorzustellen, hat das eine sehr viel größere Wirkung auf ihre Empfindungen und ihren Körper, als wenn sie nur an das Negative denken.

Sie kennen vielleicht das Sprichwort: »Ein Bild ist mehr wert als 10 000 Worte.«

Es ist ein Unterschied, ob Sie nur an etwas denken, oder ob Sie es zugleich sehen. Wenn Sie auf der Autobahn fahren und Sie sehen einen schlimmen Unfall mit Toten, dann wird Sie das sehr viel mehr berühren, als wenn Sie im Radio die Nachricht von einem Unfall hören. Deshalb ist es wichtig, daß Sie sich im Geiste nicht auch noch die Katastrophe ausmalen, an die Sie denken.

Wenn Sie sich dabei ertappen, daß Sie sich etwas Schlimmes in Ihrern Phantasie ausmalen, dann brechen Sie diese Vorstellung ab. Hören Sie auf, sich das Negative vorzustellen. Stellen Sie sich entweder etwas Schönes vor, etwa wie Sie am Strand liegen und Sie sich wohlfühlen, oder stellen Sie sich vor, wie Sie die unangenehme Situation meistern.

Rainer, einer meiner Patienten, hatte große Angst, als Beifahrer im Auto zu sitzen. Ich empfahl ihm, sich 14 Tage lang, dreimal täglich vorzustellen, wie er als Beifahrer eine bestimmte Strecke fahre. Er sollte sich vorstellen, wie er sich mit dem Fahrer unterhalte, die Landschaft betrachte und wie er sich dabei wohlfühle. Zu Beginn beunruhigte ihn die Vorstellung etwas, aber je mehr er sich darin übte, um so mehr Routine bekam er darin. Schließlich machte ihm die Vorstellung, Beifahrer zu sein, nichts mehr aus. Nun war der Zeitpunkt gekommen, um auch in der Realität zu üben. Er nutzte jede Gelegenheit, bei anderen mitzufahren. Anfänglich war er noch etwas angespannt und verkrampft. Doch bald hatte er sogar Spaß daran.

Brigitte haben Sie ebenfalls kennengelernt. Auch sie machte Vorstellungsübungen. Dreimal am Tag nahm sie sich fünf Minuten Zeit, entspannte sich mit Hilfe der Atemübung und stellte sich dann folgendes vor: Sie sah sich, wie sie einen Pickel oder eine Veränderung ihrer Haut feststellte. Feststellungen dieser Art waren für sie immer Anlaß, an Krebs zu denken. Nun aber machte sie sich klar, daß ein Pickel noch kein Krebs ist. Sie sagte sich, daß kein Grund für sie bestand, sich in Angst zu versetzen und daß der Pickel wieder verschwinden werde.

Vorstellungsübungen dieser Art sind eine mächtige Waffe im Kampf gegen Ihre Ängste. Nutzen Sie diese Möglichkeit!

Lernen braucht Zeit

Immer, wenn wir etwas Neues lernen, machen wir Fehler. Mal geht es besser, mal schlechter. Erwarten Sie nicht, daß Sie auf Anhieb Ihre Angst im Griff haben. In den wenigsten Fällen beherrscht man eine Sache beim ersten Mal. Ob Sie Tennis spielen lernen wollen oder lernen wollen, Ihre Ängste und Depressionen zu überwinden, Sie brauchen in beiden Fällen Zeit und Übung.

Geraten Sie deshalb nicht in Panik, wenn Ihnen etwas nicht nach dem dritten Anlauf gelingt. Probieren Sie es noch einmal.

Alles ist eine Frage der Gewohnheit. Um in etwas eine Gewohnheit zu entwickeln, bedarf es der Übung. Manchmal bedarf es mehr, manchmal bedarf es weniger Übung. Geben Sie nicht auf.

Zusammenfassung

1.
Angst ist ein Gefühl, das uns signalisiert, daß wir in Gefahr sind

2.
Diese Gefahr existiert jedoch meist nur in unserem Kopf, nicht aber in der Wirklichkeit.

3.
Entspannen Sie sich. Schauen Sie um sich und überzeugen sich: »Ich bin nicht in Gefahr.«

4.
Überprüfen Sie Ihre Gedanken.
Ist das, was Sie befürchten, wahrscheinlich?

Nachwort

Wenn Sie dieses Programm durchgearbeitet haben, kennen Sie das Wesen und die Ursachen Ihrer depressiven Verstimmungen und Sie wissen, wie Sie diese besiegen können.

Doch damit alleine ist es nicht getan. »Ihre Therapie« ist damit noch nicht zu Ende. Im Gegenteil: Sie hat gerade erst begonnen. Sie müssen weiter an sich arbeiten und das Gelesene stets von neuem auf sich anwenden.

Es ist unmöglich, daß Sie nach einmaligem Durcharbeiten alles verstanden und behalten haben. Legen Sie dieses Programm deshalb nicht beiseite. Halten Sie es in Reichweite, um darin nachlesen und arbeiten zu können.

In den kommenden Wochen und Monaten werden Sie sich immer wieder dabei ertappen, daß Sie in Ihr altes Fahrwasser zurückkehren. Sie müssen auf der Hut sein und ein wachsames Auge auf Ihre negativen Gedanken und Einstellungen werfen.

Nicht selten werden diese Sieger bleiben, wenn Sie es versäumen, ihnen Einhalt zu gebieten. Das ist aber kein Grund für Sie, verzweifelt zu sein und aufzugeben.

Eine Therapie bei mir in der Praxis dauert zwischen 20 und 30 Sitzungen, die sich über einen Zeitraum von drei bis sechs Monaten erstrecken. Danach hat der Patient keineswegs ein für alle Male seine Probleme überwunden. Er ist jedoch in der Lage, sich selbst zu helfen, wenn er in Schwierigkeiten ist.

So ist es auch bei Ihnen. Sie wissen, wie Sie sich selbst helfen können, aber Sie müssen es noch üben. Sie haben es etwas schwerer als meine Patienten. Sie haben nämlich nicht die Möglichkeit nachzufragen, wenn Ihnen etwas unklar ist oder Sie nicht alleine weiterkommen. Sie sollten deshalb nicht aufgeben, wenn Sie nach einem Monat nur wenig Fortschritte gemacht haben. Machen Sie weiter!

Stellen Sie sich Ihren Geist als fruchtbare Erde vor, in der sowohl wunderschöne Blumen als auch Unkraut gedeihen. Gedanken, die Sie daran hindern, sich am Leben zu erfreuen und es zu genießen, sind das Unkraut Ihres Geistes.

Gedanken, die Ihnen zu einem Gefühl des Glücks und der Zufriedenheit verhelfen, sind die Blumen Ihres Geistes.

Das Unkraut benötigt wenig Pflege und Sorgfalt, um zu gedeihen. Sie müssen aufpassen, daß es sich nicht in Ihrem ganzen Garten ausbreitet.

Blumen dagegen müssen Sie pflegen und hegen. Sie bedürfen Ihrer Sorgfalt.

Seien Sie ein guter Gärtner, der seinen Garten in ein blühendes Paradies verwandelt.

Ich wünsche Ihnen viel Erfolg.
Rolf Merkle

Therapeuten, die nach der in diesem Buch beschriebenen Therapiemethode arbeiten

Wenn kein Therapeut in Ihrer Nähe aufgeführt ist, dann schreiben Sie bitte Herrn Dr. Merkle. Er wird versuchen, Ihnen weiterzuhelfen.

13125 Berlin, Bahnhofstraße 17, Dipl.-Psych. Dr. Rainer Gerlach

13351 Berlin, Togostraße 78, Dipl.-Psych. Günther Renkl

14055 Berlin, Kühler Weg 11, Dipl.-Psych. Marita Warner

28205 Bremen, Treseburger Straße 15, Dipl.-Psych. Christof T. Eschenröder

31812 Bad Pyrmont, Löwenser Straße 27, Dipl.-Psych. Gerhard Kiehl

32758 Detmold, Brokhauser Straße 89, Dipl.-Psych. Kurt A. Richter

33098 Paderborn, Husener Straße 51, Dipl.-Psych. Monika Thörner

33613 Bielefeld, Bonhoefferstraße 19, Gem.-Päd. Bernd Lorenz

33617 Bielefeld, Bethelweg 78, Dipl.-Päd. Hans-Martin Gräßlin

34131 Kassel, Sachsenstraße 4, Dipl.-Psych. Elmar Hewer

37085 Göttingen, Frieseweg 6, Dipl.-Psych. Petra Jacobi

38300 Wolfenbüttel, Lindener Straße 9, Dipl.-Psych. Dr. Dorothea Lange

41515 Grevenbroich, Deutsch-Ritter-Allee 44, Dipl.-Psych. Horst Zimmermann

42103 Wuppertal, Schwanenstraße 26, Dipl.-Psych. Reiner Ulsmann

44791 Bochum, Am Alten Stadtpark 63, Dipl.-Psych. Hans-L. Voß

45770 Marl, Kamphoffstraße 9, Dipl.-Psych. Ralf Gravemeier

47798 Krefeld, Liebfrauenstraße 12, Dipl.-Psych. Dr. Heinz G. Rupp

50670 Köln, Sudermanstraße 10, Dipl.-Psych. Konrad P. Becker

50931 Köln, Wüllner Straße 117, Dipl.-Psych. Renate Bresgen-Beuchelt

53721 Siegburg, Weierstraße 20, Dipl.-Psych. Thomas Kuhlmann

55116 Mainz, Bahnhofstraße 2c, Dipl.-Psych. Margarete Rosenkaimer

59555 Lippstadt, Am Nordbahnhof 20, Dipl.-Psych. Dr. Hans-Ulrich Dombrowski

61476 Kronberg, Königsteiner Straße 18c,
Dipl.-Psych. Ingeborg Fleischmann

64289 Darmstadt, Schloßgartenstraße 49, Dipl.-Psych. Christel Prümm

64293 Darmstadt, Frankfurter Straße 53, Dipl.-Psych. Gudrun Müller

64846 Groß-Zimmern, Zur Viehweide 3, Dipl.-Psych. Kirsten Podzuweit

65183 Wiesbaden, An der alten Synagoge 6–8,
Dipl.-Psych. Achim Werwie

65510 Idstein, Neugasse 1a, Dipl.-Päd. Gisbert Redecker

65812 Bad Soden, Kelkheimer Str. 58, Dipl.-Psych. Manfred Burkart

68165 Mannheim, Am Oberen Luisenpark 33,
Dipl.-Psych. Dr. Rolf Merkle

69427 Mudau, Klinik Schloß Waldleiningen,
Dipl.- Psych. Gerd Eifflaender

70736 Fellbach, Christofstraße 4, Dipl.-Psych. Johannes P. Austermeier

70794 Filderstadt, Hermann-Löns-Weg 2,
Dipl.-Psych. Elke Borchardt und Peter Martz

72074 Tübingen, Stauffenbergstraße 26, Dipl.-Psych. Rudolf Klimitsch

73760 Ostfildern, Moltkestraße 7, Dipl.-Psych. Cornelia Harthan

74547 Kupfer, Dürräckerweg 8, Dipl.-Psych. Peter Hempel

81247 München, Verdistraße 23, Dipl.-Psych. Dr. Cora Weber

97072 Würzburg, Sanderglacisstraße 1, Dipl.-Psych. Dieter Schwartz

Lieber Leser,
zu diesem Buch gibt es eine begleitende Toncassette
von Rolf Merkle:

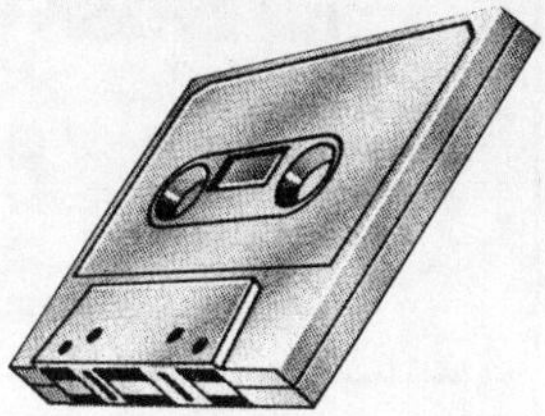

Toncassette
„Nie mehr deprimiert"

Depressionen besiegen
Eine Anleitung zur aktiven Überwindung
depressiver Verstimmungen

Das Therapie-Programm erleichtert es Ihnen, die Ratschläge dieses Buchs in Ihre tägliche Lebenspraxis zu übertragen. Sie nehmen dabei »live« an einer Therapie teil und erfahren als Zuhörer, wie eine depressive Patientin lernt, wieder mehr Lebensfreude und Zufriedenheit zu gewinnen.

Bitte bestellen Sie diese Cassette direkt bei:

mvg-verlag
Postfach 45 04 41
80904 München

✂ -

Hiermit bestelle ich

____ **Exemplar(e) der Toncassette „Nie mehr deprimiert"**
zu DM 19,80 (zzgl. Versandkosten) **Bestellnummer – 050 905 –**

____
Name

____
Straße

____
PLZ/Ort

____
Datum **Unterschrift**